Grandiosa

Una guía para renovarlos y transformar en
personas sanas, vigorosas y felices

Dra. Josefina Monasterio

Porque ser feliz, es cuestión de actitud

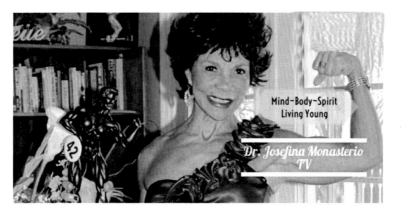

ISBN-13: 978-1545429228
ISBN-10: 1545429227

Las fotos no personales que aparecen en este libro, fueron extraídas de internet por no presentar restricción y ser de dominio público.

DrJosefina@att.net
772-778-8877

Website: www.DrJosefina.com
Facebook: www.facebook.com/drjosefina
Twitter: www.twitter.com/drjosefina
YouTube: www.youtube.com/drjosefina

Lo que otros tienen que decir

Lo que tengo que decir sobre este inspirador libro, me resulta insuficiente, me falta palabras para expresar aquí todo lo que ha significado para mí. Me siento tan empoderado y positivo que soy capaz de hacer cualquier cosa. La Dr. Josefina es una mujer increíble, con una apariencia muy joven yo diría que perenne, que ha sabido inspirar de una manera positiva y saludable la vida a otros. Esto nos ha permitido amar su actitud. Pienso que somos muchos los que necesitamos seguir sus caminos. Yo no puede esperar, estoy muy motivado, quiero que la Dr. Josefina escriba otros libros. Si usted no lo ha comprado, créame lo necesita ya. P.V.

¡Me encanta mi libro ¡Gracias por darnos el poder y conocimiento que necesitamos para vivir saludables y tener largas vidas! Estoy leyendo cada párrafo en voz alta mientras conduzco camino a la iglesia, y llevo a mi familia casi loca con el entusiasmo que me produce su lectura. A.D.

¡Amo este libro Tan inspirador y empoderador ! No puedo dejar de leer y releer, especialmente en el capítulo de alejar personas negativas de nuestras vidas. Me concentraré y pensaré en ello cuando esté en mi empleo y consiga casos de compañeros de trabajo con esta particularidad. C.Q.

Este libro está lleno de ideas maravillosas y métodos fáciles y efectivos para recuperar la dirección de tu vida y de tu propio yo. La Dr. Josefina tiene una actitud contagiosa de esperanza y técnicas prácticas que envuelven a cualquier persona de cualquier edad, para que aprendan habilidades que puedan hacer sus vidas más felices. E.M.

¡Dr. Josefina este libro es increíble! Es excelente para cualquier edad o etapa de la vida. Ella aquí, proporciona consejos prácticos y fáciles de seguir para desarrollar un cuerpo fuerte y mente y poderosa. ¡Es ejemplar positivo y empoderador! K.C.

La palabra "holístico" abarca la salud de todo nuestro ser: cuerpo, mente y espíritu. Este libro refleja ese logro en la vida del autor. Ella, con la propiedad de haber vivido una vida bajo este enfoque y por su experiencia, expone como lograr un yo unificado, optimizando así, la salud física, la emocionalidad y la visión espiritual. Vale la pena leerlo. R.R.

Josefina Monasterio

Grandiosa a cualquier edad

(Maturín- Monagas Venezuela)

Muchos fueron los sueños que vagaron por su mente, inclusive desde la etapa de la niñez. Si, desde allí comenzó a pincelar su propio panorama, a imaginar su futuro y a dejar volar su imaginación.

Desde sus inicios escolares, se negaba a aceptar las limitaciones económicas del hogar y el conformismo de la familia. Dedicó gran parte de su vida a estudiar, porque desde siempre supo que esa sería la vía para lograr todos sus sueños.

Aceptó retos, escaló posiciones y decidió volar, buscar nuevos horizontes y con éstos, transformar su vida para inspirar a otros. Ha sido ejemplo como fisicoculturista, coach de vida y anfitriona de televisión.

En cada línea de esta historia conocerás, no solo a la profesional, sino al ser humano, que también lucha, sueña, persevera, la que influye con su ejemplo y empodera a otros para que lo sigan también.

Contenido

Prólogo

¿Qué me inspiró a escribir este libro?

Mi propósito con este libro es compartir con mi gente el estilo de vida que me ha llevado al éxito personal y las victorias privadas

Los comentarios, reacciones y preguntas que las personas me hacen con frecuencia es que edad tengo y cómo me mantengo tan saludable a esta edad. En mis competencias cuando me anuncian, la gente se sorprende, se levantan de sus sillas y aplauden con energía y gran asombro. Muchas personas me confiesan que están compitiendo o comenzaron a ir al gimnasio porque yo los inspiré.

La otra pregunta es: ***¿Tienes un libro con el cual me pueda guiar o aprender a ser como tú?*** Diariamente recibo correos o mensajes en mis redes sociales de personas que comparten conmigo sus progresos debido a que fui su inspiración.

Otras personas de mi misma edad cronológica comentan ***"Mírala, y apenas nosotras podemos caminar".***

Por eso he escrito este libro, para compartir, motivar e inspirar a otros a alcanzar su potencial ilimitado a través del desarrollo de hábitos saludables los cuales lo conducirán a disfrutar una vida llena de salud, energía y significado.

En el viejo sistema de creencias se aceptaba que la tierra era plana. Con sus viajes de exploración Cristóbal Colón cambia el paradigma. Actualmente existen creencias que sostienen que con el paso del tiempo no puedes hacer algo que te permita llevar una vida llena de salud y energía.

En mi trayectoria he descubierto que todo sistema de creencia comienza en nuestra mente. El creer que en la medida que vas cumpliendo años, ya estás condenado a una vida de debilidad, enfermedades y decrepitud; ¡es falso!

El Envejecimiento tiene una connotación negativa; el envejecer no es una enfermedad, no es un momento para sentirse inútil, sentarse en una esquina y ver el mundo pasar.

Mi misión es cambiar esa imagen, esos criterios en los que se califica a la tercera edad de una forma antigua y arcaica Las investigaciones científicas han comprobado que llevando un estilo de vida saludable o cambiando nuestros hábitos se obtienen resultados increíbles donde nos hacemos más sanos, fuertes, vigorosos y hasta hacemos retroceder el tiempo.

Quiero tomar el ejemplo de un chofer que al conducir toma el control del auto y determina a que dirección va, igual es con nuestras vidas, tú eres responsable de tu salud, de cómo envejeces. Nuestra responsabilidad es mantener nuestro cuerpo, mente y espíritu en balance y armonía, libre de enfermedades.

Mi deseo para usted, estimado lector, es motivarlo a ver el dinámico proceso de madurez como la oportunidad de vivir una tercera, cuarta y quinta edad llena de salud y energía, combinando esa inspiración y motivación con la determinación, responsabilidad y disciplina para hacer esos cambios.

Una de mis metas es la de reinventarme cada 10 años. Usted descubrirá que su edad cronológica no tiene nada que ver con su edad física, que su vida no es limitada por un número.

Sé por experiencia con mis clientes y conmigo misma que después de hacer éstos cambios de estilo de vida te convertirás en una persona entusiasta, con pasión energía y feliz con lo que has hecho, te respetas, tienes amor propio y te sientes un ser indestructible. *¡POW!*

Mi historia

He tomado como ejemplo mi propia vida porque muchas veces servimos como modelos para enseñar por lo que hacemos, y no tanto por lo que decimos. Soy más un profesor y un facilitador que permite a las personas visualizar y lograr hasta donde son capaces de convertirse y desarrollar su potencial.

* * *

Nací en la pequeña localidad de Punta de Mata en el estado Monagas, Venezuela. Viví una niñez de felicidad no porque mi familia tenía recursos económicos sino porque siempre me he sentido feliz, y considero que la verdadera pobreza es aquella donde hay escasez de sueños. Recuerdo con cariño momentos felices de mi infancia, especialmente con mi padre que, aunque había abandonado la familia cuando yo tenía cinco años, sabía que me amaba. Mi mamá era sólo una adolescente cuando se casó con mi papá, él era un hombre guapo y atraía muchas mujeres, era el típico latino, siempre con una sonrisa. A veces lo observaba tomar huevos crudos, me imaginaba que era algo que le gustaba mucho. También guardo en mi memoria, como yo me llegaba hasta sus piernas y él me levantaba en sus brazos con su eterna sonrisa de oreja a oreja.

Cuando se separan y divorcian mis padres, mi abuela Isidra Pinto se hizo cargo de nosotros llevándonos a vivir con ella a su casa. Mi hermano Edmundo Monasterio tenía 6 meses y yo tenía cinco años. Mi abuela trabajaba en el hospital del pueblo como limpiadora, siempre fue un modelo de mujer. Después de trabajar diferentes turnos llegaba a la casa a los quehaceres propios del hogar, cocinar, limpiar, barrer el patio, regar las matas etc. Durante ese proceso, nos enseñaba a nosotros con su ejemplo a cómo hacer esas labores correctamente o a su estilo jajajá.

Nunca la oí quejarse, se convirtió en mi modelo de mujer a seguir, la amo como mi abuela, pero mi respeto y admiración como mujer es indefinible. A propósito, aprendió a firmar su nombre cuando yo tenía como nueve años. Era analfabeta, pero con mucha sabiduría.

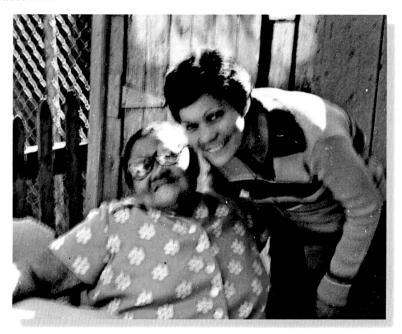

Muchas veces asociamos la pobreza con falta de dinero yo he descubierto que la pobreza es de falta de sueños y metas y no de bolsillos vacíos.

Desde muy pequeña comencé a soñar con un futuro mejor para mí. Estaba estudiando cuarto grado en la Escuela Miguel José Sanz y soñaba con irme a estudiar a la capital Caracas donde mi mamá se había ido en busca de trabajo.

Yo le escribía cartas a mi mama donde lo único que decía era: *"yo me quiero ir a Caracas" "Yo me quiero ir a Caracas,"* quizás allí comencé a desarrollar el hábito de la perseverancia.

En cuarto grado el profesor Anibal Larez me invitó a participar en las competencias de la escuela entre los diferentes niveles y yo acepté. Allí comenzó mi pasión por el deporte, que luego se convertiría en el pasaporte para la aventura de mi vida.

4

En mi futuro no había una herencia ni recursos financieros que aseguraran mi educación, pero existía la esperanza en mi espíritu, mi pasión por los estudios y mi disciplina de seguir los llamados de mi futuro, el futuro que existía en mi mente y corazón.

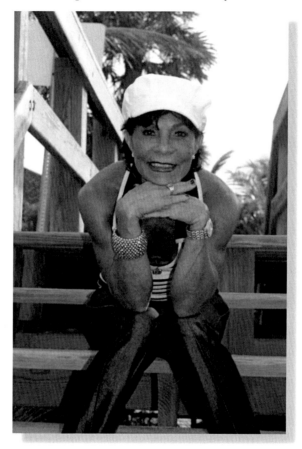

Recuerdo que uno de los pasatiempos en Punta de Mata un pueblito de pocas calles era que los maestros que tenían carro, salían a pasear y yo me sentaba al frente de la casa con mis libros para estudiar, hacer mi tarea y así asegurarme que ellos me vieran jajaja.

Siempre he tenido mis metas y mis sueños

Una de mis grandes bendiciones en la vida ha sido mi actitud positiva, como percibo el mundo independientemente de lo que sucede a mí alrededor. De niña tuve esperanzas creí en un futuro mejor, nunca vi mis circunstancias de forma permanente, nunca me sentí paralizada y que no tenía control sobre mi futuro. Al mismo tiempo sabía que la única forma era estudiando, allí era donde estaba mi futuro, un futuro prometedor que dependía de mi esfuerzo, dedicación, y disciplina para lograrlo.

Mi aventura comienza con personas, como mis maestros y profesores maravillosos que han creído y creen en mí.

La lección es que, para lograr nuestros propósitos, tenemos que tener maestros y mentores que crean en nuestra capacidad y habilidad de lograr dichas metas.

Durante esta etapa comencé no solo a soñar, también tenía deseos de tener o adquirir cosas que me gustaban como las tienen otras personas, y así sumando deseos, me vi logrando todos mis sueños.

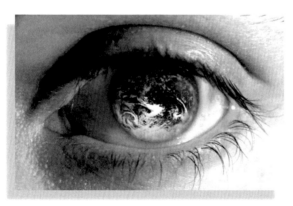

Mi tiempo favorito era después de mis entrenamientos que en esa etapa era a las 6 de tarde. Recuerdo que después de entrenar yo me acostaba en la grama cerraba mis ojos y comenzaba a visualizarme viajando a USA o Alemania a sacar mi Master como lo habían hecho la mayoría de mis mentores. Me veía en la universidad asistiendo a mis clases sentía la emoción de estar allí, aunque fuera en mi mente. Cuando abría los ojos, ya las estrellas habían salido y yo contemplaba el infinito con toda su belleza y lleno de promesas.

Vi mi futuro, supe entonces que todo es posible que podía alcanzar las estrellas.

Escuelas

La Escuela Primaria Miguel José Sanz

Allí Conocí al maestro de educación física Aníbal Abreu, yo estaba en cuarto grado y comencé a participar en las competencias de atletismo. Así comienza mi romance con el deporte.

Mi secundaria fue en una escuela católica privada Fe y Alegría donde aceptaban estudiantes de bajos ingresos económicos, allí mi aprendizaje fue más a nivel espiritual, donde mi relación con Dios comenzó a ser más íntima. Antes de ir a mis clases iba a la capilla a rezar y pedirle que me guiara

De Fe y Alegría pasé a mi próxima escuela, Normal "Miguel Antonio Caro" donde comencé mis estudios en el campo de la educación, y me gradué como maestra de educación primaria. Lo maravilloso de esta etapa, fue cuando conocí al profesor Darío Silva y a la profesora Gladys de Merkel. El Profesor Darío Silva me invitó a quedarme después de clases para entrenar en gimnasia, yo le dije que él tenía que pedirle permiso a mi representante. El profesor Darío fue a mi casa y le solicitó permiso a mi mamá, y ella le dijo que sí. Allí comienza otra aventura de que si se puede.

Mi flexibilidad hacia adelante era pésima no podía pegar mi pecho en el suelo con las piernas separadas al máximo

El profesor Darío Silva me enseñó que, si se puede, que tenía que hacerlo y así despertó en mí la creencia de que podía hacer. En las prácticas yo decía no puedo, él se ponía detrás de mí y delicadamente empujaba mi espalda yo miraba hacia arriba donde estaba él detrás de mí, y le decía *"No puedo"* y él contestaba *¡Si puedes!*

En ese instante comprendí que debía tener confianza en mí, y que con trabajo y esfuerzo todo se puede.

El Profesor Darío era docente de Geografía, le gustaba la gimnasia tanto, que creó un equipo. Nunca faltaba a los entrenamientos, pero un día pasó algo inesperado, él no fue a trabajar, y tampoco a los entrenamientos. Todos nos preguntábamos. *¿Qué pasó?* Viene uno de los docentes y nos dice que el profesor Darío está enfermo y se encontraba en el hospital. Era difícil para mí visualizar esa realidad. Él era un hombre alto, rubio, fuerte, buenmozo, me imagino que todas las jóvenes admirábamos su look, personalidad y dedicación.

Varios días después lo fui a ver, y cuando entré a su habitación de enfermo no podía creer que aquel hombre bello para mí, permanecía bajo una terapia de oxigenación y conectado para respirar. Me dio un gran dolor y me impresioné mucho. Allí en su habitación de hospital estaba su esposa con un bebé de aproximadamente dos años. Él me reconoció y pocos minutos después toma su último suspiro y muere.

Ese fue el momento de mi vida que hice la conexión entre el cuerpo y el espíritu.

Su espíritu sigue vivo en mí cada vez que relato mi historia, él es parte de ella.

Después que muere mi profe Darío Silva, la profesora de gimnasia Gladys toma las riendas del equipo... Allí comencé a competir a nivel local. Ella también fue una excelente mentora.

Mi etapa en el Pedagógico

La profesora Gladys me inspiró y me sugirió que continuara mi carrera en el campo educativo debido a mi pasión por el deporte y la educación física.

Ella me orientó en el proceso de aplicación y pasos a seguir para que yo fuera aceptada en el Pedagógico de Caracas Venezuela, en la Facultad de Educación Física., donde recibí mi segundo título universitario en esa mención.

Mi primer trabajo fue de maestra de sexto grado. Pero fue por corto plazo ya que uno de mis profesores de Fe y Alegría una vez graduada me recomendó para una posición en las escuelas del Distrito Sucre en Chacao como maestra de Educación Física. Fue una oportunidad excelente y perfecta ya que podía trabajar por las tardes y asistir al Pedagógico en las mañanas o viceversa, lo que yo consideré favorable para mí. Por eso nunca debemos limitarnos o ponernos excusas, nunca sabemos las oportunidades que nos tiene la vida si decimos que sí.

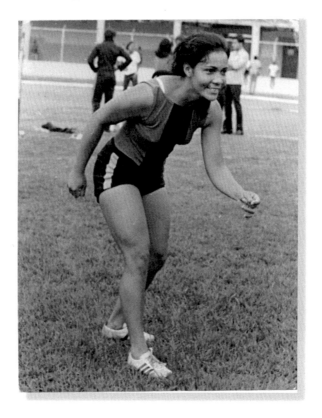

Esta fue una etapa de gran crecimiento, continúe compitiendo en gimnasia al mismo tiempo que una de mis profesoras Benilde Ascanio me invita a ser parte del equipo de atletismo del Pedagógico. Recuerdo que mi resistencia era bien pobre en los entrenamientos, no podía correr por un minuto. Pero la profesora Benilde me decía *"dale Josefina"* y así fui de minuto en minuto,

9

donde mi resistencia aumentó debido a los entrenamientos, disciplina y constancia. *¡El secreto para el éxito!*

Y así pasaron cuatro años entre competencias, exámenes, trabajo y con profesores que se convirtieron en mis mentores y en mi inspiración.

Ellos habían salido al exterior a continuar sus estudios de post grado y para mí, eso era algo que también quería hacer y comencé a cultivar ese sueño.

Mi realidad y circunstancias en el mundo material era, que yo no tenía los recursos económicos o las conexiones en el extranjero para ir a sacar mi post grado. Pero tenía en mi mente mis sueños y mi imaginación. Mis profesores Se convirtieron en mi inspiración ya que ellos habían logrado lo que yo quería hacer. Su realidad se convirtió en mi visión de seguir mi especialización con estudios de post grado.

Educación superior: Durante este periodo de estudios en educación superior, uno de mis profesores me regaló un libro llamado Psicocibernética, lo fascinante fue que al entregármelo me dijo: *"lee este libro representa lo que tú eres".* Yo me imaginé que trataba algo acerca de mi currículo como atleta de gimnasia, atletismo y en general de deporte, *¡Pues no!*

El libro refería de cómo podemos usar nuestra mente y probar que tiene poder. Estas líneas me ayudaron a decidir cómo canalizar y en que mención serían mis futuros estudios de post grado.

Ahora bien, mi reto en ese momento era irme al extranjero a continuar mis estudios de maestría, *¡esa era mi meta!* Paradójicamente, lo normal en ese entonces era que después que los estudiantes se graduaban, el gobierno les ofrecía empleo en los diferentes estados del país, pero yo nunca me visualicé en ese sendero. *¡Mi visión era otra!*

Cuando mis compañeros me comentaban que ellos habían sido asignados en una región en particular y me preguntaban a mi yo les decía: *"yo voy a estudiar mi maestría en el extranjero",* me veían con cara de asombro y decían: *¿cómo?* si tú no tienes dinero no hablas inglés y no conoces a nadie.

Allí aprendí a no comentar mis planes, mis metas y mis sueños con personas que no han logrado lo que yo quiero.

Cuando yo les decía eso a mis Profesores que yo quería continuar mis estudios fuera del País ellos decían: ¡qué bueno! Si les pedía asesoría de cómo hacerlo, me aconsejaban y sugerían como lograr mis objetivos.

Ahora mi trabajo era como iba a lograr esta meta que me había propuesto, que en la realidad parecía imposible, pero que al mismo tiempo me retaba a seguir alimentando y cultivando ese sueño. Me enfoqué en lo que yo quería, no en lo que no tenía. Esa fue otra de las claves para el éxito que descubrí.

Cada tarde después del entrenamiento me acostaba en la grama, cerraba mis ojos y me visualizaba estudiando en una universidad del exterior. Me veía asistiendo a clases, me veía hablando Ingles, me veía logrando mi meta. Sentía esa sensación de logro y percibía que todos mis sentidos participaban de esta experiencia.

Sin saberlo yo estaba utilizando mi consciente para entrenar y mi subconsciente en el logro de mis metas Todo esto lo entendí posteriormente, con mis estudios, aprendí como el consciente, subconsciente y el súper- consciente trabajan para el logro de nuestras metas ya sean positivas o negativas.

Durante mis visualizaciones yo recibía información de cómo hacerlo, era como una voz interna que me daba luces y me decía: *"haz esto"* como una emoción, una energía que me impulsaba a hacer lo que quería. Para mi bendición nunca dudé o cuestioné esa energía y esa fuerza interna.

El primer paso que debía tomar, era preparar un curriculum de mis estudios y mis logros como atleta y eso hice, para luego solicitar la beca que tanto deseaba. Poseía mi título de Educación Física del Instituto Pedagógico de Caracas, pero me encontraba sin empleo ya que no acepté mi asignación en un liceo en San Cristóbal estado Táchira.

Una Beca

Comencé mi aventura de obtener una beca de estudios. También conseguí un empleo en el Ministerio de Educación sin remuneración, ayudando en el área de publicaciones de libros. Allí llenaba tarjetas de información de textos; un empleo aburrido para mí, pero era parte de la aventura, era lo que me acercaba a mi meta. Afortunadamente en ese tiempo, conocí a una chica llamada Mechita Rojas que me ayudó a ser parte del equipo del Ministerio de la Juventud en Venezuela, cuyo ministro era Rodolfo José Cárdenas. Los integrantes de este equipo, viajaban por todo el país dando seminarios a los jóvenes.

Mi próximo paso fue conseguir una audiencia con el Ministro de Educación para contarle mi historia y solicitarle una beca. Yo me enteré que el ministro llegaba a su oficina a las cinco de la mañana y que era más fácil esperarlo en la puerta que conseguir una audiencia.

Imagínense ¡dónde estaba yo a las cinco de la mañana! Dos veces me dijo: disculpa, pero hoy no tengo tiempo, ven mañana. Y al día siguiente, y al otro día, estaba yo exactamente en el mismo sitio, esperándolo en su puerta de entrada hasta que me dio la audiencia. Me dijo que sí me otorgaría mi beca, pero que tenía que poner mis papales en orden, legalizar y traducir todos mis documentos, con traductores profesionales aprobados por el ente gubernamental. Todo ese proceso duró aproximadamente un año. Me mandaron a tomar un curso de inglés en el cual no aprendí mucho, pero era parte de los requisitos que tenía que llenar.

Durante este período de tiempo, Mechita Rojas me invita a que la ayude en los seminarios, lo cual acepté con mucho gusto porque de esa manera sentía que estaba haciendo algo productivo además del arreglo de mis documentos. *¡Otra Bendición!*

Aquí fue donde conocí personalmente al Ministro de la Juventud Rodolfo José Cárdenas el cual juega un papel muy importante en el logro de mi sueño ya que mi beca no incluía gastos extras, solo el pago de la Universidad. Yo no tenía dinero para costear mis gastos del primer mes fuera de mi país y otra vez mi subconsciente creativo me dice: *habla con el ministro.*

Y eso hice, pedí una audiencia con el Ministro de la Juventud. Claro, fue un proceso de días hasta que por fin lo logré. La ventaja era que ya él me conocía porque yo me encargaba del suministro de insumos y materiales (papeles, lápices, agua etc.) para diferentes charlas y reuniones para la juventud de la época. Mi aprendizaje aquí fue, que uno nunca sabe que después de aceptar y realizar un trabajo con amor dedicación y esmero, obtiene una recompensa, el pago fue que cuando yo le cuento al Ministro Rodolfo que tengo mi beca, mi pasaje de avión, pero que no tenía dinero para mis gastos del primer mes, él me dijo no hay problemas te apoyaremos con ochocientos dólares. *¡WoW!*

En esa época 1974, ochocientos dólares era mucho dinero. Después de un año, ya estaba lista para tomar mi avión y recuerdo que una de las grandes bendiciones, era mi familia, especialmente mi mamá, que nunca me dijo que no podía lograr mi meta. Y me dejaron soñar.

Recuerdo que camino al aeropuerto, mi mamá

Estaba sorprendida de que ya era un hecho mi partida y me pregunta: *¿y dónde vas a llegar?* En mi cabeza yo sabía que en inglés y español la palabra hotel se escribía igual, y le dije: a un hotel hasta el lunes, porque ese día debía ir a la Universidad y luego me darían una de las habitaciones asignadas a los estudiantes extranjeros.

Abordé mi avión toda emocionada, sin conocer a nadie en USA, sin hablar inglés, y sin lugar donde llegar solo la palabra *¡Hotel!*

En el avión me tocó sentarme al lado de una americana que hablaba español me imagino que percibió mi emoción y me preguntó *¿a qué vas a Washington DC?* Yo le cuento mi historia, que voy a estudiar primero inglés en Georgetown y luego me iría a la Universidad de Boston a sacar mi Maestría. Ella me pregunta: *¿y dónde te vas a quedar en Washington?* yo le conteste: *"Yo no sé"* ella me ve y me dice: puedes quedarte conmigo hasta que arregles tu situación en la Universidad.

De esta situación, obtuve un gran aprendizaje; si yo hubiese dejado que el miedo de no tener dinero, de no tener donde llegar, de no conocer a nadie me dominara, jamás hubiese salido de Venezuela a realizar mis sueños. Cuando le decimos que "si" a la vida se abre un mundo de posibilidades que solo pueden suceder cuando tenemos el valor de no rendirnos a circunstancias aparentemente negativas, a los miedos irreales etc. Aprendí que nuestras limitaciones y los miedos son mentales, que hay que desecharlos.

El lunes fui a la Universidad, conseguí residencia y comencé a tomar mis clases de inglés. Cabe destacar que el Gobierno solo pagaba seis meses de clases de inglés sino aprendías en ese tiempo y si no estabas asistiendo a tu programa de maestría, te tenías que regresar a Venezuela. ¡Para mí, eso no era una opción!

La universidad que escogí para mis estudios de Ingles fue Georgetown University, en esa época era la mejor Universidad de lingüística. Siempre he creído que hay que apuntar alto o a lo más parecido, a lo mejor. Muchas veces nuestro problema no está en los bolsillos o cuentas de bancos, sino en la pobreza mental y escasez de sueños y ambiciones, que nos estrechan y limitan los caminos y nos conducen a una vida de conformismos sin metas ni aspiraciones.

Ya han pasado mis seis meses para aprender inglés ahora es obligatorio que esté inscrita para mis clases de Maestría, sino tenía que regresar a Venezuela *¡wow!* El problema es que en seis meses tu inglés es sumamente pobre y deficiente

Debía enviar un informe al Ministerio de Educación sobre mi situación, y así garantizar el recibimiento de mi beca mensual.

Una vez más escucho mi voz interna que me dice toma una clase donde no tengas que hablar, así te familiarizas con el sistema académico de maestría. Imagínense que clase tomé… *¡Natación!*

Aquí aprendí que cuando queremos algo con todo nuestro corazón hay un sistema interno de éxito que nos guía, que en psicología es el subconsciente creativo que nos da el cómo hacerlo. Esa fue mi primera clase en la Universidad de Boston

Finalizado este proceso y ya con mi beca, decidí estudiar en La Universidad de Boston.

Elegí la Universidad de Boston para mi maestría en educación, por la misma razón que escogí Georgetown Univesity. Es una de las mejores universidades en USA. Mis dos años en la universidad de Boston fueron de gran desarrollo y crecimiento personal, conocí a mi amiga Mary Young que fue una gran ayuda para mí. Ella iba conmigo a las reuniones con los profesores de mis materias para traducir mi inglés, *¡ella si entendía mi ingles! jajajá.*

Pero esto no era una excusa para que yo no continuara adelante con mi sueño. Llegaba a la biblioteca al abrirla, y era la última que salía a las once de la noche, ya que tenía que estudiar el doble de lo que lo hacía anteriormente, tenía que leer más capítulos para lograr la compresión completa.

Para mí era todo un placer porque estaba viviendo mi sueño, estaba haciendo lo que quería, estaba donde quería estar, en la *"Universidad de Boston"* la meca del conocimiento en esa época, rodeada de las mejores universidades del mundo como Harvard MIT, Tuff, por mencionar algunas. *¡Qué cosa tan buena!*

Realicé mis estudios en esa universidad, porque la consideré la más idónea. Me sentí muy orgullosa de haber tomado esta decisión. Luego continué ampliando mi experiencia con el idioma inglés, aprendiendo cómo viven las otras personas aquí, de sus vivencias, de sus charlas, sus anécdotas, sus cuentos, y en general ver las cosas a través de sus ojos. Estar cerca de la Universidad de Harvard y el Massachusetts Instituto de Tecnología fue intelectualmente desafiante, lo que fomentó en mí la capacidad de adaptarme con facilidad a las diferentes situaciones, a tener pensamiento creativo y a finalmente terminar mis estudios de Maestría con éxito total.

Ahora el contrato era regresar a mi país a trabajar, lo cual hice para cumplir con mi responsabilidad. Al llegar a Venezuela, voy al Ministerio de Educación con mi hermoso título de la Universidad de Boston y la persona de alto cargo que me entrevistó, me dijo: *"Bueno Josefina ahora búscate tus padrinos"* Me quedé con la boca abierta, me despedí, no dije nada y salí con un único pensamiento; regresar a USA donde conseguiría empleo basado en mis méritos y no en padrinos ni palancas, *¡y así fue!*

Regresé a USA y comencé a ejercer mi profesión con la ayuda de mi Dios a través de uno los dones que me había dado: *"Enseñar".* Me inicié impartiendo especialmente clases de español, conjuntamente con ciencias, biología y salud en la Cambridge High School. Allí había una considerable población de habla hispana procedentes de San Salvador, Nicaragua y Santo Domingo, lo que me permitió servir como un maestro-asesor. También tuve un programa de televisión que trataba sobre asuntos del consumidor, en inglés y español. Organicé un club de nutrición y acondicionamiento físico para adolescentes, lo cual planifiqué elaborando un plan de tres días a la semana en el horario de las siete de la mañana, incluso cuando la temperatura era por debajo de cero *¡Brrr! ¡Con bastante frio!*

Boston a Vero Beach, Florida

Esta fue mi vida hasta que percibí que era tiempo de seguir adelante. Había comprado una casa en Vero Beach, un sitio cálido y frecuentado por la gente que vivía en el norte, generalmente huyéndole al intenso frío; y hacia allá me dirigía en cada vacación escolar, las cuales se realizan cada ocho semanas. Si bien es cierto que me encantaba casi todo sobre Nueva Inglaterra, también era cierto que la excepción era el invierno, con sus bloques de hielo y su frío intenso. Ya no lo toleraba más.

Originalmente, había planeado tomar la licencia de un año de trabajo. Y sucedió que había una vacante en la Universidad de Vero Beach. Cuando vi el anuncio de la necesidad que se requería de un asesor académico, apliqué, se me dio el contrato y mi vida cambió totalmente en esta región.

He trabajado con distintos asesoramientos, tanto para adolescentes de escuela secundaria como con estudiantes universitarios. Aquí experimenté lo difícil que es manejar los cambios que suceden en la adolescencia, ellos están en una etapa de desarrollo donde se odian por lo que son y también por lo que no son. Y es justamente por esto, que las relaciones familiares sumadas a los valores que se enseñan en el hogar, la convivencia y comunicación entre padres e hijos, juega un papel muy importante en un buen o mal aprendizaje o en una alta o baja autoestima, que al final dará como resultado un individuo con fracasos y sin sueños de alcanzar metas en el futuro. Aún estos chicos me aman, los amo y sigo en comunicación con ellos. Con los alumnos mayores pude hacer la diferencia, ellos aparte de tener más experiencia en cuanto a escolaridad, ya saben lo que quieren, tienen propósitos y motivación para mejorar sus vidas. Esa es la diferencia. Me satisface trabajar con ambos grupos.

$$* * *$$

Continué el sueño en Vero Beach que comenzó en Boston, donde había sido una presentadora de televisión. En este lugar también he creado mi propio programa de televisión llamado ***Empoderamiento con la Dr. Josefina,*** con un público más amplio, donde aprovecho mi capacidad de empoderar a otros y compartir principios para lo cual cualquier persona puede ser vibrante, exitosa y saludable.

Fue una sorpresa que no me esperaba, un evento de cambio de vida que *parecía pasar* de su propio acuerdo, que algunos podrían decir mera coincidencia, pero que no fue así. Parafraseando a Einstein, ***"Dios no juega a los dados con tu vida", Las cosas si se pueden predecir y saber, nada en la naturaleza es casual.***

En ese tiempo, por coincidencia conocí a Steve, que vio en mí el potencial para convertirme en una fisicoculturista excepcional, fuerte y musculosa. Le pregunté a Steve ***¿cómo podría lograr eso? ¿No tengo idea de cómo hacerlo?*** y entonces él dijo las palabras mágicas, *"Le ayudaré"*. Luego supe que esto era mi nueva dirección. Mientras que muchos te ven y se limitan a decirte: *"creo que lo mejor para ti es esto o aquello"*, pocos están dispuestos a ayudarte a conseguirlo. Steve no vio edad en mí, vio el potencial, y allí estuvo la diferencia. *¿No es la vida una aventura?*

Comienzo el fisicoculturismo a la edad de 59 años. *(Nunca es demasiado tarde para cambiar y decidir a dónde vas)*. Fue hermoso, ¡una bendición! Steve me tomó bajo sus alas, me entrenó y en sólo seis meses entré en mi primer show de body building — y gané el primer lugar. Aquí cabe una frase muy sabia de Maickel Melamed, *"Es posible cambiar el mundo, a partir del cambio del mundo de cada quien"*.

He estado por 11 años, con lo que hasta ahora me emociona cada vez que gano un concurso de *Culturismo Masters, y* con lo que sigo siendo alabada como la *Mejor fisicoculturista femenina* en muchos otros eventos. Menciono estas distinciones para animarte. Mientras que se tenga una buena visión, determinación y actitud, se pueden lograr muchas cosas en la vida.

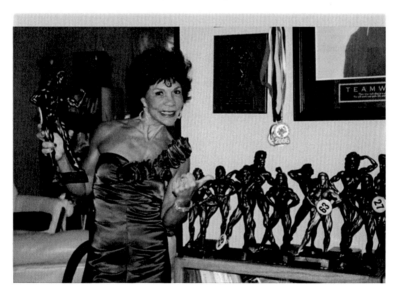

El fisicoculturismo cambió mi vida. Mi salud se solidificó y retrasó el proceso de envejecimiento, Mantengo un cuerpo potente, resistente y con buena densidad de masa muscular. EL resultado: *¡Me siento fantástica!*

Las personas sienten la pasión y la energía que proporciona el fisicoculturismo cuando me ven posando. Muchos me han expresado su gratitud por haberlos inspirados a competir y tomar el cuidado de sus cuerpos con seriedad y responsabilidad. Estas opiniones inesperadas de como han seguido un buen plan para mejorar sus vidas, ha sido emocionante. Hacer lo que te gusta, siempre es gratificante.

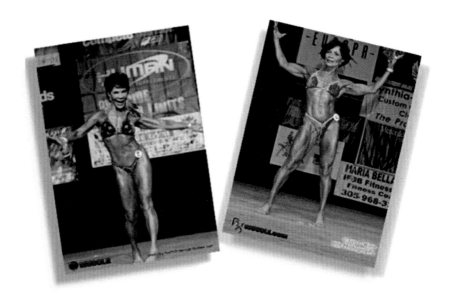

El poder de nunca darse por vencido

Otro de mis sueños era mi doctorado (PhD). Habría querido hacerlo en Boston donde el sistema escolar ofrece la matrícula de educación a distancia para continuar estudios a nivel superior. Era una oportunidad espléndida, pero mis hijas eran demasiado jóvenes y tomé la decisión de ser primero madre y perseguir mi sueño más adelante. Elección correcta; lo hice encantada.

Cuando las niñas estaban en primero y segundo grado, ya no toleraban los inviernos de Boston eternamente largos, tristes y fríos. Y entonces tomé la decisión del cambio, y comencé mi mudanza a Vero Beach, Florida. Aquí no había escuela de educación superior de la zona que ofreciera un programa de doctorado, por lo tanto, mi objetivo no se pudo lograr. Yo sabía que no iba a suceder, pero igual seguiría indagando hasta lograrlo.

Luego conseguí un trabajo en el satélite campus de Barry University como asesor académico. Compartí con mi director, el Dr. Beverly Whitely, mi deseo de continuar mi educación. Ella me dijo que recibió su grado en la Universidad de Nova, que podría hacerlo a distancia desde Vero Beach. Me inscribí, ella me apoyó y me gradué con mi doctorado.

Aquí está el punto de mi experiencia: Saber lo que se quiere y confiar con fe y firmeza que usted lo alcanzará. *__Elige quien quieres ser__*

Envejecimiento exitoso

Mientras que nosotros no podemos elegir cuánto tiempo vivimos, podemos determinar qué tan bien lo hacemos. Para lograr esto debemos tomar responsabilidad de nuestras decisiones en cada área de nuestras vidas.

Muchas personas creen que la suma de años a su vida significa enfermedad, medicamentos, flaqueza y falta de propósito. Algunas de las palabras usadas para describir a las personas mayores son: amargados, aburridos, lentos y deprimentes. Qué triste es que haya personas que pierdan su independencia física, que tengan que sentirse una carga para otros por tener mala salud, o ser dejados de lado porque los consideren inútiles. También es lastimoso que estas situaciones involucren a la familia, e igual limiten su libertad porque tengan que alterar su tiempo para atender a algún miembro de la familia que se encuentre en esta situación. No es de extrañar conseguir a personas que se sienten aterradas de envejecer, precisamente porque ya determinaron que la vida acaba allí y no habrá más allá de la tercera edad *¡pues, eso depende de usted, si quiere una cuarta, quinta, sexta... edad!*

Mientras más viejo usted se vea, mejor debe sentirse, como el buen vino, que entre más años mejor sabe. Pero el envejecimiento con éxito requiere una elección. Un envejecimiento exitoso significa sentirse feliz con su salud, complacido con su cuerpo, satisfecho con su nivel de energía y disfrutar las actividades que ama. Esto ocurre porque usted toma el cuidado de su cuerpo *cada día*, con una buena nutrición y control de porciones de alimentos, ejercicio diario, sueño enriquecedor y libre de estrés, practicando la relajación, usando meditación reflexiva y sincera oración.

Apreciar la belleza que nos rodea es crucial para envejecer con éxito. Yo mantengo el hábito de salir diariamente a las cuatro de la mañana (4:00 am.) a caminar y/o correr, sola o acompañada. Es una hora donde se siente la frescura del inicio del día y la sensación de placer que da la magia de contemplar aún las luces de las estrellas, la gran luna plateada y otras constelaciones en el inmenso cielo que Dios me permite contemplar, ¡esto realmente me cautiva! Los sonidos de la creación te rodean mientras las aves dan la bienvenida al nuevo día. Todo este conjunto de bellezas naturales hace juego y conspiran para brindarme vitalidad, cargarme de energía y sentir que la vida es bella y que hay que vivirla al máximo. Cuando nos regalamos parte de nuestro tiempo para consentirnos en apreciar todo lo bello y natural que nos rodea, no solo recreamos nuestra vista, sino que sentimos que el tiempo se detiene y regresa esa juventud que aún sentimos, por lo que el proceso de envejecimiento se hace casi invisible en nuestra vida.

Otro aspecto crucial del envejecimiento exitoso es un sentido de propósito. Si no lo tenemos es necesario crearlo, y para ello es fundamental que tengamos confianza en nosotros mismos y creer que podemos ser capaces de construir historias nuevas, con lo que consideremos sea nuestra mejor virtud, pasión, o talento. Desde algún tiempo acostumbro reinventarme cada diez años, ¡ese es mi número ¡Cuando elegimos un número para calcular tiempo, estamos determinando el propósito de alcanzar una meta, un objetivo, un sueño etc. Hay una gran mayoría de personas como docentes, médicos, enfermeras, analistas, ingenieros y hasta amas de casa que se les pasa la vida en escalar posiciones en sus lugares de empleo, en acumular años de servicios esperando que un día, *¡POW!* seas solo un *"viejo jubilado"* claro, por supuesto que habrán hecho un buen trabajo, les quedará un cúmulo de conocimientos y experiencias adquiridas de sus áreas de desempeño, y hasta una buena autoimagen y autoestima, al menos que se reinventen a sí mismos y decidan cambiar su historia.

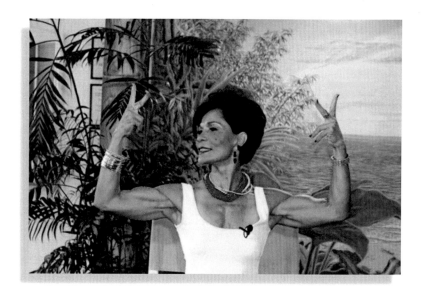

Encontrar un nuevo enfoque en su vida es asegurar un cambio, y a veces los cambios también son retos, que con el tiempo marcarán *"un antes y después de"* tal y como lo menciona Maickel Melamed cuando dice: *"Solo el que apuesta por lo invisible logra lo imposible".* Recuerde siempre que, si ya lo hizo o intentó una vez, lo puede hacer de nuevo. Cuando sus deseos de cambios tocan su puerta, su vida adquirirá una nueva razón de ser, junto con la emoción, la energía y la alegría de estar vivo. Su actitud sobre la vida y sobre sí mismo lo llevará a un nivel más alto. Ya puede renovar su forma de pensar y hacer sus pensamientos amorosos, positivos y constructivos, se sentirá poderoso, mejor que nunca y agradecidos de vivir con alegría.

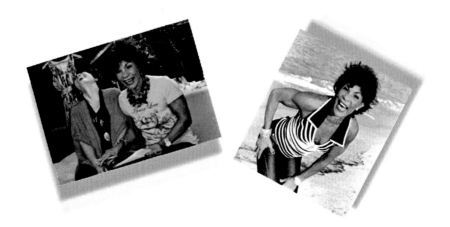

Otra de las claves para un envejecimiento exitoso es la actitud. Si te deleitas con lo que haces y te desarrollas cada día, si mantienes una actitud positiva, si crees en ti, si logras transmitir a los demás, ya puedes asegurar una forma de vida saludable y feliz. Rodéate de personas optimistas, enérgicas, apasionadas, sanas, gente que persigan lo mismo que tú, ellos saben que la vida es una profecía auto cumplida, que siempre no obtenemos lo que queremos, pero tenemos lo que esperamos. *¡Siempre espera lo mejor!*

Utilizar afirmaciones diarias para empoderarnos a nosotros mismo nos ayudará en lo que queremos convertirnos, en lo que imaginamos, porque muchas veces las palabras tienen poder y con esto reflexionamos si lo que decimos o deseamos es para bien o para mal.

Sea su propio animador, realice un estilo de vida con pasión y entusiasmo. Ríase mucho, porque la risa beneficia nuestra salud en todos los sentidos, es como una medicina que nos previene y libera de enfermedades, es un tranquilizante sin efectos secundarios. Sobre todo, sea siempre agradecido por el privilegio de otro día más de vida, y por la oportunidad de expresarse y bendecir a otros.

El capítulo de la esperanza

La esperanza es como una póliza de seguro. Cuando nos sentimos desanimados tanto por dentro como por fuera, nos nutrimos con nuestra política de la esperanza y revive nuestro espíritu. Esto lo tomamos como una reserva de fuerza que nos hace sentir que las cosas mejorarán. Nos alimenta con una carga de energía de alto voltaje para seguir adelante y nunca rendirnos.

¿De dónde viene esta esperanza? Creo que es innata; Nacemos con el instinto de creer el sueño invisible – invisible por los ojos mortales, pero no a los ojos del espíritu.

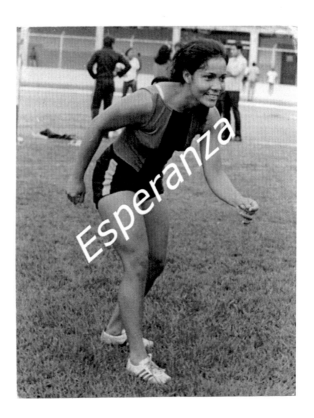

Cómo me ayudó la esperanza

Mi instinto me decía que algo bueno vendría para mí y por ende esperaba lo mejor. Siempre enfocaba mi visión en que las cosas que quería y deseaba, se me iban a dar y la mayoría de las veces resultaron mejores de lo que esperaba.

La esperanza me mantiene viva, no importa lo que esté sucediendo a mí alrededor y lo que me pase. Me mantiene en mi camino, permitiendo así que aproveche todas las oportunidades que la vida me presenta y me trae.

¿Cómo sabes si tienes esperanza?

De la alegría que tú sientas y manifiestes se mide tu confianza, es como si la llamáramos la alegría de la esperanza. Es el acceso directo de evaluar el grado de seguridad que se encuentra dentro de ti. Más concretamente:

- La Esperanza es creer y confiar en lo que su óptica le indica. Es como un sexto sentido que te dice que lo que quieres va a suceder y las cosas resultarán mejor.
- La Esperanza alimenta el optimismo, con fe y amor.
- La Esperanza nutre los deseos de tu corazón, te ayudan y te alimentan el alma. Sin esperanza, ya no tienes una razón para su vida. Es renunciar a tu espíritu.
- La Esperanza te llena de paz y alegría.
- La Esperanza te hace sentir seguro.
- La Esperanza te mantiene durante tiempos de oscuridad y adversidad.
- La Esperanza te ayuda a desarrollar y cultivar t u naturaleza espiritual, esencial para superar los retos que la vida te presenta. Te da la paciencia para superar obstáculos.
- La Esperanza te indica las cosas que se pueden porque crees que se pueden, ¿Y sabes qué? ¡Si, se puede!

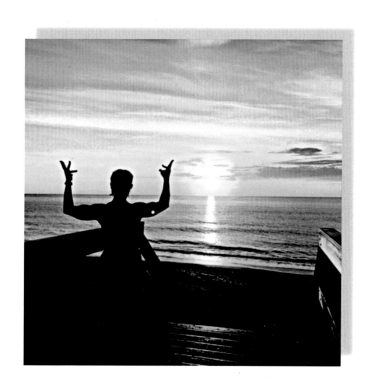

Metas

Primero necesitas saber hacia dónde te diriges, para asegurarte que se puede llegar. *¿Tiene sentido? ¿No?* Así que, *¿cómo lo harás?*

- Pregúntate a ti mismo, *¿qué quiero?* Tienes un abanico de posibilidades, elige lo que más se ajusta a tus deseos y céntrate en lograrlo.
- Entonces ya puedes empezar a creer que tu objetivo se va a lograr. Este es el elemento de fe. Si otros han logrado metas similares, *¿por qué tú no?*

Tu objetivo entonces se queda grabado en tu subconsciente y comienzas a reflexionar y creer que eres digno de él. Esto es crucial, tu espíritu te ama y te nutre como el más amoroso padre que te puedas imaginar. El espíritu no encuentra culpa, no ve errores. Él, solo alimenta tus sueños, aspiraciones y trabaja detrás de las escenas, conspirando con el universo para que todos tus deseos se hagan realidad.

Aquí comparto con ustedes uno de mis tantos objetivos logrados basándome en mis creencias, mi confianza y en el poder de mi mente.

Estaba decidida a dejar mi vida de pobreza en Venezuela, salir de allá y venirme a los Estados Unidos. No sabía cómo lo haría, sólo que sin duda lo haría.

Comencé a utilizar la parte creativa de mi mente, a imaginar, a dejar fluir mis ideas, mis pensamientos, y es así como comienzan a llegarme luces y una de ellas me dice: habla con el Ministro de Educación. Seguí mi intuición porque sentía que ésta estaba conectada con mi espíritu, y logré mi objetivo y más adelante la meta que me había propuesto.

No importa cuán malas se te presenten las cosas, nunca tienes porque cambiar tus objetivos, tus sueños y a dónde quieres ir.

Víctor Frankel creyó que sobreviviría al campo de concentración Nazi. *¿Su objetivo?* Salir con vida y compartir su experiencia después de lo vivido y lo que él experimentó en ese mundo. Y eso fue lo que hizo.

Puede ser que las circunstancias no sean las mejores, pero son las que te enseñan y te impulsan a seguir adelante, *"si te caes, párate y sigue"*. La experiencia te eleva a un lugar más alto, siempre que tengas esperanza, tienes un sueño, tienes una meta, tienes una pasión—y Si tú crees que es posible, pues entonces eso es exactamente lo que ocurrirá.

Actitud

Después de que ya tu sueño está en marcha, sigue tu actitud. Son dos conceptos que van de la mano. Tu actitud determina tu éxito o tu fracaso en la vida. Por ejemplo, si todo apesta, también apestará tu vida. Por otra parte, mientras que una rosa tenga sus espinas, todavía su olor será dulce y agradable.

Con tu actitud determinas tu manera de ser y tu forma de comportamiento para con los demás. La vida te da de regreso justamente lo que tú has dado. Es excitante como una actitud positiva influye en la gente, no solo en sumar nuevas personas a tu vida, sino las relaciones maravillosas que se establecen, y la vitalidad que esto hace que experimentes en tu vida. Tu éxito o el fracaso que obtengas en todo lo que hagas, se basa en tus relaciones con los demás. Cuando la gente te ve, *¿cómo te saludan y te tratan? ¿Corren lejos? Oh Dios, no quiero hablar con él o (ella) o simplemente te expresan:* ¡Oh *Josefina, cuánta alegría siento de verte!*

Si tienes una buena actitud hacia la vida, con el tiempo serás recompensada por tus dificultades y desafíos. Algunas personas experimentan actitudes negativas y posiciones cerradas ante las dificultades, dejan que la esperanza y los sueños se alejen de sus vidas, y simplemente dejan de creer que, si lo intentan, el éxito les puede sonreír. Se han dejado influir por otros, esos que no permiten el brillo de los demás y comienzan a escucharlos cuando comentan: ¡y, a tu edad que más vas a buscar! ¡No amigo (a) ya usted no está para eso! Tu no podrás hacerlo, eso es para muchachos *¿y saben qué?* No pueden.

Una buena actitud no significa que su vida es perfecta. Significa que sabe cómo auto controlarse y cómo reaccionar ante episodios y eventos. Usted es el forjador de su propio yo y sus circunstancias.

Cómo mantengo una buena actitud

Desarrollo mi actitud positiva con conciencia de que siempre será una buena opción para mi bienestar y seguridad. Cada día guio mis pasos para saber a dónde quiero estar. Por ejemplo, si mi actitud fuese otra, al llegar a mi casa después de haber tenido un mal día, no compartiría con mis hijos y escuchara sus historias, simplemente me quedara en mi habitación y ya.

Me aseguro cada día al salir de casa, que mi actitud siempre sea la mejor. No tengo derecho a ser desagradable, mala persona, pesada, amarga, etc… con los demás. Nuestro trabajo es llevar alegría, felicidad y esperanza. Especialmente en estos días cuando más la gente necesita tener esperanza, fe y sentir que los quieren, valoran y toman en cuenta. Compartir con ellos nos hace feliz. La actitud determina cómo te sientes acerca de ti mismo, eleva tu autoestima, rejuvenece tu imagen y te hace sentir mejor cuando te comparas con otras personas que no mantienen la misma postura al relacionarse con los demás.

Si tengo una actitud negativa, no alcanzo mis metas. Nadie me ayudará porque no doy apertura, no socializo, no comunico, no pido. Por el contrario, con una buena actitud donde quiera que vaya, la gente saldrá de su camino para ayudarme. *¿Por qué?* Porque *soy siempre* agradable con los demás, y eso me ha traído como resultado que cuando necesito ayuda, no existe problema, porque he hecho una inversión en otras personas. ¡Ser amable! *¡Ser amable!* Se llama amor en acción.

A veces voy al supermercado un tanto molesta por algún mal momento, y solo me limito a buscar lo que quiero y salir, pero al observarme los empleados, me preguntan: *¿encuentras todo bien? ¿hay algo en que te pueda ayudar?* Y es allí cuando me doy cuenta que mi fuerza vital les ha tocado sin ellos darse cuenta. Quieren estar cerca de una persona positiva, feliz y vibrante. Inmediatamente reconozco que no es accidental y desecho mis ondas de molestia para dar paso a mi *"yo"* alegre, feliz, optimista y positiva.

Otro ejemplo de cómo mantener una buena actitud es la que les voy a narrar a continuación: estaba yo en una competencia de fisicoculturismo, en la que me negué a permitir que la ansiedad o algo negativo decidiera sobre mi actitud. *¿El resultado?* La presión competitiva que se origina en estos casos, fue la que me impulsó, energizó, e hizo que mi actitud se enfocara en lograr el éxito, y *"Así fue"*.

¿De donde vino mi actitud?

Mi abuela era mi base, mi símbolo de fuerza y potencia. Ella nunca se quejó a pesar de ser una mujer sola y haberse ocupado de mi crianza, la de mi hermano y hasta la de una hija a la cual su verdadera madre había rechazado. Con su ejemplo y manera de vivir, aprendimos a tener responsabilidades y yo adquirí disciplina, determinación y actitud.

Ella nunca me dijo que no podía hacer algo, ella me dejaba que siguiera con mis sueños, como cuando decidí lo que creía imposible, irme a una escuela en los Estados Unidos y comenzar a cambiar mi vida, a lograr cada uno de mis objetivos y metas.

Algunas personas nacen con una buena actitud, mientras que otras necesitan aprenderla. Es algo similar a cuando se nace con el don del liderazgo, eso es ser un líder nato, ya aquí hablamos de determinación, disciplina, propósito, dominio etc. Una buena actitud te lleva por distintos senderos, donde comunicas, compartes y ayudas a otros a lograr sueños, solventar necesidades, lograr cambios en sus vidas y mejorar sus estilos.

Afortunadamente, yo nací con una actitud alegre, innata. Es uno de mis más grandes regalos. Mi actitud refleja mi alegría, que viene de mi espíritu.

Mi mamá solía decirme, *¡qué crees que la vida es un tazón de rosas!* Y así fue… siempre estaba cantando, soñando y feliz. Nunca perdí al niño en mí. A veces lo perdemos, y con él, perdemos la risa, sentido del humor y alegría, crecemos perdiendo todos esos estados de ánimo que marcan la diferencia.

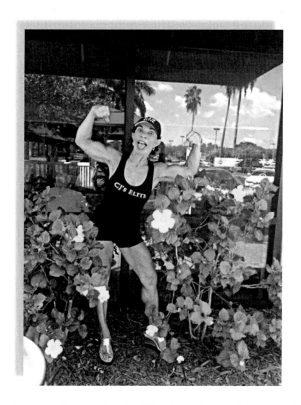

Pero yo lo seguí, seguí mi niño interior, sabía que había una mejor manera de enfrentar los retos, de saltar obstáculos y de ver la vida de frente, con alegría y con entusiasmo. Y aquí estoy, yo elegí mi vida y me ha funcionado muy bien.

Otra de mis anécdotas que confirman que con una buena actitud todo se puede, fue que mientras escribía este libro, mi ordenador presentó fallas, en este momento no contaba con otro para continuar mi trabajo. Paralelamente a esto, mi pareja me había escrito para comunicarme que regresaba en pocas horas, pero yo necesitaba que estuviese a la brevedad para que revisara el equipo y ver si daba con el inconveniente, y nada, pensé y me dije ¡no hay problemas. *¿Que tuve que hacer?* buscar la solución. Llevé mi máquina al técnico Richard para que me diera un diagnóstico del problema y simplemente me indicó que era algo complicado. Me tocó resolver, porque cuando eres optimista y confías en que las cosas cuando suceden es por alguna razón que por lo general siempre es positiva, todo lo consigues más fácil y sigues experimentando ese entusiasmo y felicidad que te caracteriza. Así soy, y así es como también tu puedes identificar una actitud positiva, independientemente de tus circunstancias, de tu edad y de lo que esté ocurriendo a tu alrededor, siempre verás las posibilidades. Las dificultades no nos marcan un punto y aparte, yo estoy ahora donde es, donde quiero estar y no me detengo al final de las etapas, porque considere que no hay más nada que buscar, al contrario, me reinvento y sigo. Algunos de nosotros tenemos la visión y la habilidad para ver nuestras vidas en el futuro. Muchos somos actualmente otra persona totalmente diferente a la que fuimos años atrás, porque apostamos por un cambio, porque fuimos capaces, porque nos atrevimos, porque comenzamos a construir ideas para llegar más lejos. Simplemente renunciamos al conformismo de "esto es lo que me toca. "

Crecí en un pueblito situado en el oriente de mi país Venezuela. Allí vivía también una tía, la cual tuvo nueve hijos, en diferentes relaciones. Siendo una niña yo veía esta situación como un panorama gris y difícil, quizás por las limitaciones y la pobreza que se reflejaba. Y ya de adolescente me miré en ese escenario y me dije*: ¡esto no es para mí!* Por lo general en estos casos, la gente trata de justificarse culpando a algo o a alguien de sus malas decisiones: *"nací allí" "no tenía el dinero" "no conseguí ayuda" "eso era muy difícil" etc, etc, etc.* No se detienen a mirar a su alrededor y decir, *¡esto no es lo que quiero hacer con mi vida!* Yo no quería eso. Incluso siendo muy joven ya reflejaba en mi actitud, que no compartiría esos modelos culturales y sociales que se veían en mi familia.

Perdónate a ti mismo

Cierto día, yo estaba trabajando con un cliente y ésta me refería de sus malos sentimientos hacia su hermano. Yo le decía en ese momento que esa situación le estaba generando malestar e impacto negativo tanto a ella, como a la otra persona, y esto fue lo que me dijo: *Josefina, si le perdono, ¿a quién odio? ¡UGH!* Algunas personas se niegan a perdonar porque necesitan a alguien a quien odiar porque de esa manera se sienten feliz, se sienten vivos.

El perdón es la llave a la felicidad., ésta no te llegará plenamente hasta que no te perdones a ti mismo y perdones a los demás. Quien no perdona, lleva una carga de energía negativa que se refleja en sentimientos de desagrado, ira, hostilidad, ansiedad etc. Esto te encarcela y no permite la apertura de nuevas oportunidades, de un reinicio, de un comienzo, donde las relaciones con los demás sean aceptables. Perdonando a otros, abres la puerta de tu celda y saldrás en libertad, aunque muchas veces quedan las malas sensaciones y la desconfianza, pero es importante sustituirla y volver a crear la confianza, el bienestar, la armonía para que lo negativo no regrese.

En mi caso particular, mi familia me hostigaba con sus malos comentarios sobre mi papá. Si hubiese hecho eco a sus negativas afirmaciones, lo habría odiado, o quizás creyera que la gente me despreciaría porque mi padre se alejó del hogar. Afortunadamente, mantengo muy buenos recuerdos de él y lo amoroso que fue conmigo, lo que ha sido mi antídoto para contrarrestar el veneno que ya había comenzado a beber.

Todo esto lo expreso como un ejemplo y una manera de hacerle ver a la gente que si se puede eliminar el rencor que se haya almacenado por tiempo en su memoria y desecharlo de nuestra mente, que por muy ingratas que hayan sido las diferentes situaciones, hay que sentarse y reflexionar sobre las experiencias positivas que mantienes en tus recuerdos, como lo hice yo con mi papá. Eso logró liberarme y limpiar mis pensamientos de esas malas impresiones. Consigue un trozo de papel y anota las creencias que compruebes que son de buena procedencia y que mejor te definan. Decide lo que es cierto. Ahora podrás ser capaz de distinguir qué debas o no creer y empezar a vivir libre.

Toma compromiso, liberarte de creer en base a errores sobre quien eres, te acerca más al perdón, y perdonar te purifica y desintoxica, te conviertes en la persona que quieres ser, con un éxito imparable en la vida. Siempre creciendo. Te sientes bien contigo mismo, estás contento de estar donde estás, te gusta quien eres. Eso es ser rico; es tener verdadera riqueza.

¿Yo he ofendido a otros?

¿Yo he ofendido a otros? Si en tu memoria guardas algún mal recuerdo de haber actuado de manera incorrecta con alguien, recuerda que dé humano es errar, pero de sabio rectificar. Cuando cargamos con alguna culpa, nos sentimos disminuidos, en deuda, avergonzados y, a veces actuamos a la defensiva frente a personas o situaciones que nos recuerdan la falta que cometimos. Lo más sano es que corrijas y te justifiques en el momento, si el evento es reciente, pero si ya ha pasado algún tiempo, tratar de comunicarte con esa o esas personas, para ofrecer tus disculpas, y transmitir un arrepentimiento sincero. Si la persona existe, habla con ella, cara a cara, mírala a los ojos y exprésale que sientes haberla herido en algún momento. Pero si la persona ya no existe, también le puedes hacer llegar tu pena a través de un momento de meditación sincera, de corazón, donde lo sublime se involucre y tu espíritu llegue a un nivel superior de conciencia, y a través de sus propios circuitos pueda lograrse la comunicación, y tus disculpas y petición de perdón lleguen a quien tu deseas que llegue. Después de esto sentirás un alivio y experimentarás un andar más liviano, sin peso, sin culpas.

Ahora bien, a menudo ocurre que los errores que cometemos no solo son de ofensas, posturas inaceptadas, posiciones que molestan mentiras, maltratos etc. Sino que también están relacionados con lo material, en este caso la parte monetaria. Si actuaste de mala fe en alguna negociación donde saliste más beneficiado, si en algún momento tomaste un dinero que no te pertenecía, si gastaste algo sin permiso, puedes intentar corregir o reparar el daño, devolviendo lo que no te pertenece, enfrentando a las personas involucradas, mostrando tu arrepentimiento y disposición de reparar la ofensa o situación. Si se debe dinero a alguien y esa persona ya no está a tu alcance, trata de utilizarlo en beneficiar a otra que lo necesite. Siempre es confortable sentirnos bien con nosotros mismos cuando sabemos que le servimos a alguien y cuando somos capaces de reconocer cuando hicimos daño a otros y lo pudimos reparar. Todos tenemos el derecho y la oportunidad de rectificar nuestros errores. Lo importante es que no lo repitamos, sino que nos mostremos dispuestos a corregirlos y enmendarlos.

¿Cuáles son los pasos para desarrollar una actitud positiva?

¿Qué pasa cuando no se nace con una buena actitud y no sabemos cómo adquirirla?

Cuando se nace con una actitud positiva, es una bendición, podemos considerarnos afortunados. Por otro lado, y citando a Maytte Sepúlveda *"Muchas personas han sido educadas en el miedo, y mantienen una actitud negativa, temerosa y pesimista frente a la vida, lo cual se convierte en el obstáculo más difícil de superar, cuando buscan cumplir sus sueños".* Lo importante es que podemos cambiar esa actitud, para transformarnos en seres optimistas, positivos y entusiastas.

1. En primer lugar, decide lo que quieres en tu vida y que esa decisión sea la más acertada. Quiérete y decreta cosas positivas para ti con la certeza de que te mereces lo mejor y el mayor de los éxitos. No establezcas diferencias con lo que tú haces y lo que hacen los demás, el trabajo que realizamos nos dignifica, independientemente si limpiamos, cocinamos o dirigimos. Siempre que lo hagas con amor, seas feliz y te guste lo que haces, en esa medida tu vida será de bienestar y prosperidad.

2. No permitas bajo ninguna circunstancia, que agentes externos a tu vida tomen el control sobre la misma y decidan sobre ella. Hay ocasiones en que los padres, maestros iglesia y hasta los amigos tratan de intervenir en tus decisiones, en lo que debas o

no hacer, o en lo que es mejor para ti o en el peor de los casos en ¡tú no sirves para eso!

Ten en cuenta que pueden presentarse oportunidades donde te planteen una buena oferta ya sea de empleo, estudios, negocio etc., que te genere expectativas para tener una buena calidad de vida. En este caso, no le des poder a la gente para que decida por ti, toma las riendas de tus decisiones y de tu vida, aunque esas personas estén muy cerca de ti, y sus intenciones te parezcan buenas, no permitas que desordenen tus planes y proyectos y quítales el poder para que no decidan lo que tú tienes que hacer. Si en ocasiones logran hacerte dudar, mantente firme, decidido y haz lo que tengas que hacer. El único que debe tener el control sobre ti, *"eres tú mismo"*.

3. Una buena actitud deriva de la relación que tienes contigo mismo. Sentirse mal con uno mismo, es autodestruirse de muchas maneras: como el uso indiscriminado y fuera de control de alcohol, drogas sexo y comida. Una mala actitud daña su salud.

Si esto te describe, es urgente e importante que cambies tu actitud y pensamientos hacia ti mismo, que te valores, te quieras y te respetes. No creas ni confíes ciegamente en encontrar "**un mejor amigo**" para sentirte animado y apoyado, tu mejor amigo eres tú mismo, y no quiero decir con esto que no lo tengas, sino que aprendas a discriminar y a determinar cuándo debes decir "no" a una situación que no te convenza ni te parezca. Cuando se trabaja en esto con determinación, disciplina y compromiso, las cosas cambian. Tu actitud es siempre determinante.

4. Cuando algo te perturbe, asegúrate, inmediatamente de que mantienes control sobre la actitud que debas asumir. No permitas que la energía negativa de otras personas o situaciones no deseadas te limiten tener un lugar de paz, tranquilidad y descanso. Libérate lo más rápido que puedas de ellos, y deja que las malas emociones y pensamientos que te producen se alejen de ti.

Utiliza la práctica positiva, mientras más lo hagas, más fuerte serás. Si todos los días entrenas un poco ya sea tu parte física, es decir, fortalecimiento de músculos, pero, además, tus músculos espirituales y los de tu actitud, tendrás como resultado un crecimiento acelerado de disposición, entusiasmo, valentía y ganas de hacer. Eso es Actitud Positiva, como el cuento de Jack y las habichuelas mágicas que al cultivar su plantita pequeña y sin contar con ayuda, siempre creyó que se convertiría en una parra alta y así fue.

Ahora que tengo una buena actitud, ¿qué sigue?

Su alegría es su fuerza como su energía es su vigor. Tu felicidad confirma que estás viviendo la vida que te mereces vivir. Siempre agradece a Dios todos los días y proclama mirando al cielo: Gracias Dios porque *¡apruebas lo que estoy viviendo!*

Una vez que compruebes que posees una buena actitud, te darás cuenta que aparte de tener más éxito en lo que buscas y deseas obtener, también disminuyen tus diferencias con los demás, ya sea con algún miembro de tu familia como padres, hermanos y hasta con amigos. Con actitud se puede cambiar muchas maneras de ver las cosas, lo que antes no te parecía, ahora si te parece: aceptas, apruebas, extrañas, amas etc. Te sientes equipado totalmente para manejar con certeza y de la mejor manera situaciones que se presenten en tu día a día. Como ejemplo, comparto con ustedes la siguiente anécdota que me pasó cierto día:

Estaba en Miami visitando a una amiga y ella me dijo: *"Vamos al gimnasio"*. Cuando fui a registrarme como invitado, el chico de la recepción me dijo que debía pagar 15$ para poder entrenar y yo le dije: *¿Qué?* Yo estoy aquí con mi amiga que me invitó, eso es todo. No voy a pagar; no es justo. Estoy aquí sólo como acompañante de mi amiga. Soy activista deportista y culturista y tengo "mis propios entrenamientos" Apenas escuchó esto, cambió totalmente y me otorgó un pase.

Mi actitud logró esto. Me ha llevado por un largo camino y hará lo mismo para contigo. Actúa de pie, confiado y seguro en lo que crees es justo y correcto. Pero asegúrate de hacerlo sin arrogancia.

El éxito que alcances dependerá de una relación exitosa con los demás. Considera a las demás personas con la misma importancia que te consideras tú. Cuando te consigues a gente justa, cordiales y amorosas, no sabes cómo será su relación con las personas que la rodean y tampoco para contigo porque no las conoces lo suficiente como para emitir una opinión sobre ellas, pero el solo hecho de haber observado su actitud de buen trato y gentileza, ya puedes intuir que será una buena persona. En la medida que actúes con generosidad, con alegría, que ofrezcas apoyo a quien acude a ti a solicitar ayuda, en esa misma medida te llegaran bendiciones, las cuales muchas veces provienen de quienes has ayudado. Quizás pasen años en que llegue de vuelta a ti la misma buena acción que un día hiciste a otro, pero puedes estar seguro que llegará. En tu andar diario, te darás cuenta que la gente te facilita, te indica, te ubica y te ayuda a conseguir las cosas que andas buscando, simplemente porque les agrada tu forma de ser, porque te ríes, te mueves actúas, no te enfadas. Todo esto atrae y enamora. Si vas a la tienda de ropa, supermercado y hasta en las estaciones de gasolina y saludas con cariño, pides las cosas con humildad y respeto, ten por seguro que recibirás la misma atención. Cuando salgo de mi casa, me aseguro de hacerlo con una actitud cien por ciento positiva, porque de esta manera determino mi día de éxito, bienestar y felicidad y esto para mi es abundancia. Si en algún momento percibo que mi actitud no es tan positiva como quiero, pienso, respiro, reflexiono y al entrar a mi carro la cambio totalmente. Soy de las personas que piensa que *"Nadie tiene derecho a hacer miserable la vida de los demás, por una mala actitud. Recuerda que con una actitud negativa no ganas, solo pierdes"*.

Relación y actitud son como hermanos. Una actitud correcta crea una vía para que personas como tú y como yo, fomenten la comprensión y alimenten el amor que considero el pilar más importante dentro de las relaciones humanas.

¿Qué hacer con la gente negativa?

A menudo me preguntan, *"¿Qué hago con la gente negativa?"* Tocando un poco este tema, primero debemos identificar a una persona negativa como aquella que no aporta nada beneficioso a nuestra vida, solo traen negatividad, pesimismo, malos sentimientos y eventos que finalmente afectan nuestro estado de ánimo e intoxican nuestro entorno. Puede que en algún momento haya funcionado para mí algún servicio, o una entrevista con alguna de ellas, pero tal vez no será igual para otros porque sus características no son precisamente de gente amable, consecuente y servicial. En estos casos, lo mejor es que no des apertura a nadie que venga con idea de alterar y desordenar lo que estás construyendo y baje lo que ya tienes arriba. *¿Por qué tendría alguien permiso de llegar a tu vida o a tu negocio o empresa a descomponer, alterar y llevarse tu éxito?*

Recuerdo que estaba en Nueva York con mi hija, Adriana, quien tiene una empresa dedicada a eventos de desfile de moda, y observé con detenimiento a una empleada que con absoluto control atendía unas cien personas diarias. Quedé impactada y asombrada por su desbordante energía, determinación, perfección y calidad de servicio con todas esas personas durante todo el día. Observé como el resto de sus compañeros la respetaban y no tenían nada que objetar sobre ella ni sobre el trabajo que realizaba.

Le pregunté a mi hija, *"¿cómo haces para encontrar empleados como ella?"* y me contestó: "mamá, les digo cómo ejecuto y llevo el control de mi negocio y les aclaro que "no toleraré negatividad en el mismo ".

Tiempo después volví a visitar a Adriana y le pregunté cómo estaba haciendo con Lydia, otra empleada que ella tenía, y esto fue lo que me dijo: *"Yo simplemente preferí que se fuera porque ella ya no era buena para la empresa."* Adriana había desarrollado la

41

habilidad de saber que Lydia no resultaba eficiente y por lo tanto no encajaba en su negocio e hizo lo que tenía que hacer como autoridad y gerente; dejarla ir.

Tu vida es tu mayor empresa, y tú eres su Presidente. *¿Por qué permitir que gente negativa te drene tu energía?* que te critique, o quiera imponerte o decirte que está bien o mal en lo que haces. *¿Por qué tendrías que escucharlos?* No hay porque hacerlo, simplemente la solución es deshacerse de ellos.

Pero ¿qué pasa si es mi mamá, papá o algún otro familiar cercano? Es una buena pregunta. ¿Soy amable y paciente con ellos? ¿Y no les digo nunca cómo me hacen sentir? Ante situaciones como esta que no me aportan ningún beneficio, y que solo me desgastan y consumen energía, busco una vía de escape y me alejo. El negativismo no elige a nadie, tú lo eliges a él. Esto se aplica a cualquier persona, incluyendo a la familia. Cuando estés con gente tóxica decide de inmediato y sal de ella. Toda persona con sus vivencias logra acumular experiencias, esto nos da la sabiduría de no permitir a otros que nos desanimen y nos hagan perder la motivación y la confianza que experimentamos cuando estamos a punto de conseguir lo que tanto deseamos. Seamos nuestro propio motivador y sigamos caminando en pro de nuestras metas y sueños con la misma ilusión y confianza que lo hicimos la primera vez. Mantén siempre el control de tus decisiones y si tienes que cambiar alguna situación no favorable para ti, que se repite una y otra vez, haz algo y cámbiala.

Pero hazlo con amor, sin herir, sin maltratar, sin hacer sentir mal a la otra persona, no es sano para ninguna de las dos partes. Recuerda que tu salud también la refleja tu manera de pensar y hablar.

Quitar gente tóxica de tu vida

Las personas tóxicas se consiguen en todas partes y también a tu alrededor. Son gente amargada, que asumen siempre un rol de víctimas, hablando constantemente de penas y pesimismo. Se muestran resentidas y con una vida llena de tristeza. Viven pendiente de su propia carencia. Sufren y sienten envidia de las personas positivas, que construyen, y se impulsan para conseguir la calidad de vida que se merecen. Generalmente juzgan y critican porque no han hecho una vida propia, con esfuerzo, inteligencia y visión de futuro. Si te ven prosperidad en tu empleo, casa o negocio, tratan de opacarte con opiniones o sugerencias negativas, porque tu brillo les molesta. No los oigas, no les creas, simplemente evita su compañía.

Tú tienes una fuente finita de energía y tu tarea es asignar esa energía a los propósitos que consideres superiores e importantes para tu existencia. Esto significa que no puedes perder esa preciosa energía, por involucrarte en los problemas de la gente, porque entorpecerían tus planes y se desviarían tus propósitos. De tus relaciones con los demás dependerá que obtenga a corto o largo plazo tus propósitos. Eso dependerá de ti. Si te rodeas de gente exitosa atraerás éxito, pero si tu compañía es negativa, solo conseguirás desilusión y fracasos.

Tú no lograrás mucho en la vida si desperdicias tu energía con gente que te la drene. Debes permanecer enfocado en tu propósito. Tienes solo un porcentaje de energía para cada día. Te lo voy a explicar con la analogía del billete de 100 dólares ¡que me encanta! Tú tienes en tu cuenta bancaria 100$ que lo vas a distribuir para toda la semana. Pero pasa que un día, gastas 5$, y otro día 10$ y así entre gastando y gastando, te descuidas y olvidas que la cantidad inicial debía alcanzarte para la semana completa, y te quedas sin dinero para el fin de semana. Lo mismo ocurre con tu energía. Si la gastas en tratar de solucionarle los problemas a la gente antes que los tuyos, ya comienza un desgaste de energía mental y física que no la tenías en tu agenda. Tu energía tiene fecha de vencimiento al igual que tus recibos de pago, y la que tienes acumulada para cada día, debes ahorrarla solo para tus propósitos de acuerdo a tu planificación, y quien decide cómo distribuirla eres tú mismo. Es por esto, que comparto con ustedes el siguiente ejemplo: cuando consigues a un amigo (a) que te invita a tomarte un café pero que en transcurso de la velada solo habla él y no te escucha, ¡Te está drenando tu energía! Eso me ha ocurrido a mí, pero ya no.

Hay algunas personas a las cuales no debes permitir que se estacionen delante de tu vida, porque oscurecen la claridad de tus propósitos. Ten siempre presente este mensaje y utiliza tu instinto para reconocerlas.

El otro día, me encontraba en el gimnasio, y se me acercó un caballero, para conversar conmigo, me comentó algunas cosas, pero de la misma manera me absorbía mi tiempo, interrumpía mi entrenamiento e invadía mi espacio. Entonces le dije: lo siento, tengo una inversión de tiempo y un horario medido cada día. Vengo aquí a cumplir con una rutina de ejercicios, y de verdad no tengo tiempo para ti. Debo competir la próxima semana y necesito concentración. Él se disculpó y se fue a continuar su charla con otra persona.

Recuerdo otro momento en que alguien me abordó evidentemente con ganas de iniciar una charla que yo no podía permitir, ya que en minutos comenzaba mi rutina de ejercicios. Con mucha amabilidad y tratando de no hacerla sentir mal le dije: ¡Debo prepararme, llegó mi entrenador, lamentablemente no tengo tiempo para usted! Esta persona, comprendiendo mi situación, y sin molestarse me dijo: ¡No hay problema! Allí comprendí que, si actúas de una manera sabia, humilde y con nobleza de corazón, consigues respuestas como esa y sin herir la sensibilidad de la gente, al mismo tiempo que no desordenan tus planes ni se rompen tus esquemas.

Hay que desarrollar el arte *"del sí y del no"* y utilizar el asertividad en momentos en que tengas que hacer respetar tu tiempo y energía. Permite hasta donde consideres que debes permitir. Cuando tengas que negarte, simplemente di que *"no"*. Así mismo, debe existir un equilibrio, y tratar a los demás con el mismo respeto y consideración que exiges para ti. Hazle saber a la gente cuando puedes y quieres hablar, cuando estás disponible de tiempo. Es sencillo, es simple. Toma tus decisiones, respeta tus derechos y no permitas que nadie te haga malgastar tu tiempo y tu fuerza de vida. "Carpe Diem. Impulso de Carpe" (aprovecha el día, aprovecha el momento).

* * *

Te concluyo este apartado fundamental para transformar tu vida con una verdad demostrada en la vida de Víctor Frankl cuya *Actitud* no sólo le permitió sobrevivir a varios campos de concentración incluyendo Auschwitz, durante la segunda guerra mundial, sino que también lo hizo convertirse en un hombre con control de su destino.

Visualización

Crear tu sueño

El termino visualización también se llamado imágenes guiadas, ensayo mental, meditación y una variedad de otras cosas. No importa la terminología que se le dé, los conceptos y técnicas básicas son las mismas. La visualización; es el proceso de hacer algo visible ante el ojo de la mente.

Para imaginar, en primer lugar, necesitas un sueño, una imagen o una sensación que te invite a soñar con cualquiera de ellas. No importa cuales sean tus circunstancias, y si le parece o no factible. Todo es posible en tu mente.

Cuando estaba en la Universidad, cada noche, después de terminar mi entrenamiento en pista y campo, yo me acostaba en la hierba, cerraba los ojos e imaginaba mi futuro ideal. Me envolvían sensaciones a su máxima expresión que podían ser de alegría, ansiedad, felicidad y hasta temor por lo desconocido. Veía mi graduación, con todos sus detalles.

Guiada por mis imágenes de visualización, ensayo mental, y otras técnicas, pude maximizar la eficiencia y eficacia de mis entrenamientos. Continué visualizando, esta vez, con mis futuras competencias de culturismo. En el año 2009, yo estaba presentando problemas con mi cadera y dolor constante. La única manera que pude practicar mi rutina de body building posing, era imaginándome haciendo mis poses perfectamente. Me visualizaba mental y emocionalmente en el evento. Veía la alegría de la multitud que se encontraba en la audiencia y como me ovacionaban con grandes aplausos y gritos de aliento. Sentí la energía de la gente, y vi las caras de los jueces contentos con mi presentación.

También me visualizaba libre de dolor y con mis caderas perfectas, lo que logré más adelante. ¡Siempre reclamo un estado de salud óptima para mí! Estoy feliz de decir que este programa de visualización que me impuse, hizo efecto en mis caderas y en mi salud en general. Hoy en día me siento fabulosa y en excelentes condiciones.

Yo visualizo casi todo lo que anhelo y sueño. *¡La visualización es una forma de vida!* Es una zona de vida en la que tú tienes control completo sobre un resultado exitoso. Con el ensayo mental, la conexión cuerpo- mente ya se encuentra en capacidad de comenzar la habilidad de poder imaginar, y generar sensaciones positivas que te motivarán y llevarán al éxito de tus planes, metas y sueños.

Visualización paso a paso

El primer paso: En primer lugar, y de acuerdo a mi experiencia, es necesario estar en completa calma, relajado para después visualizar su estado ideal. Debes encontrar un lugar especial y tomarte el tiempo necesario para que inicies tu relajación. Cierra los ojos y deja volar tu imaginación, hasta que logres visualizar ese lugar particular, donde tus sueños se conviertan en realidad.

La duración de la visualización depende de cuánto tiempo puedes mantener la imagen mental. Mientras más tiempo la mantengas, verás que comenzarás a sentir una sensación de bienestar para contigo mismo. Practícalo cada vez que quieras para que le encuentres el sentido, y puedas ver que todo sucede exactamente como lo deseas.

El segundo paso: Te sugiero que el mejor momento para hacer tu visualización sea temprano en la mañana o a primeras horas de la noche. Particularmente prefiero por la mañana, porque es el renacer de un nuevo día, porque es el momento que se puede comparar al tiempo de la creación y nuevos comienzos, porque es metafóricamente hablando, como un terreno fértil, apto para sembrar y cosechar una nueva versión de ti mismo. Cuando utilizas las primeras horas de la mañana, te darás cuenta que puedes llevar la nueva "tú" o "usted" en tu mente por el resto del día, y esto contribuirá a que las decisiones que cotidianamente tomas, te acerquen a tu visión deseada. Para aquellas personas que simpatizan más por el horario nocturno, el resultado será el mismo.

La visualización es una de las claves para el éxito personal. Alimenta su autoestima y le brinda honores a su ser, a su yo, a quien es usted. Siendo fieles a esta disciplina y manteniendo esta costumbre, podrás mantenerte alineado con tu verdadero ser y con él, el mundo que te rodea.

El tercer paso: No hay nada mejor que utilizar *todos* los sentidos para ver lugares, personas y cosas. Experimentar los olores, tocar los objetos, a las personas, y escuchar los sonidos, te proyecta y te lleva a la nueva vida que deseas tener, lo que vienes visualizando y anhelas concretizar y disfrutar una vez hecho realidad.

El cuarto paso: Durante este paso, y retomando un poco mi propia experiencia cuando me visualicé en USA, descubrí lo fascinante que es estar ahí, donde quería estar, de hacer todo lo que quería hacer, de sentir la emoción de lo desconocido, de un nuevo lenguaje. Definitivamente *¡una nueva aventura!*

El quinto paso: He descubierto que la energía emana de esta realidad invisible, esperando a manifestarse de una forma natural, libre de estrés, ¡caminando a través del compromiso y la acción! Las Imágenes repetidas construyen la confianza que viene de la experiencia. También crea mayor conciencia mental y da una sensación de bienestar. Estos factores en el mundo del deporte contribuyen al éxito de un atleta. Y además a tu *éxito también.*

El sexto paso: Una vez que descubres que es acción, ¡quieres más acción! y pides más acción.

Cuando se trata de acción necesitas saber que es lo quieres visualizar para tu vida, esto se aplica en deporte y en todo lo que desees lograr para ti... Para algunas personas la visualización a través de fotografías, le estimulan sus deseos de cambios para su vida. Otros verbalizan, prefieren utilizar las palabras para expresar lo que sienten y quieren. También hay quienes prefieren las imágenes y las afirmaciones.

Se visualiza tal y como un niño sueña lo que quiere de regalo en la época de navidad. Él piensa en eso, justo en lo que desea, habla de ello y lo pide. Siente las sensaciones y materializa en su mente el anhelo soñado y el momento de tener su regalo favorito junto a él. Ahora bien, si practicas esta técnica a diario y no ocasionalmente como la utilizan los niños en navidad, puedes diseñar y crear tu realidad presente.

∗ ∗ ∗

Con esta poderosa herramienta puedes idear y controlar tu desempeño exitoso en todas las áreas de tu vida.

La visualización no tiene limitaciones. Tú puedes visualizar lo que quieras, desde un cuerpo perfecto, una exitosa profesión, una excelente situación financiera, armonía perfecta en el hogar, hasta la relación más sublime e ideal con la pareja. Puedes establecer un equilibrio en tu vida y considerarte una persona feliz.

Una herramienta muy útil para facilitar tu visualización es lo que yo llamo un mapa del tesoro. Materializar tu visualización en el mundo físico a través de cuadros o dibujos en una cartulina. Estas imágenes representan lo que quieres confirmar. La representación y la creación de ti mismo mentalmente en un mapa del tesoro es una actividad emocionante y divertida. Crees en ti y esperas con absoluta certeza obtener lo que estás plasmando en hojas de papel. Te conectas con *Dios y le hablas: ¡Dios mío, realmente quiero lograr esto!* Al llevar tus pensamientos a la acción y tomar forma en el mundo físico, puedes tocarlo, verlo y sentirlo.

Un poderoso uso del mapa del tesoro son los sentimientos y los deseos que emanan de estas fotos y/o imágenes. Concéntrate en saber cuál de ellos consideras el de mayor alcance y empieza a tomar las acciones necesarias para obtener los resultados que esperas. Mientras más grandes sean tus sentimientos, más rápido tendrás que tomar acción. Tu mente creativa, subconsciente y superconsciente, te suministrarán la inspiración, ideas y motivación.

Como culturista que soy, hice un mapa del tesoro con las poses de culturistas que quería emular. También observo videos para aprender a incrementar más los conocimientos que poseo sobre esta disciplina y plantearme que nuevos retos voy a tomar. De la misma manera, sigo aspirando, buscando y soñando, siempre basándome en la fuerza y poder de los pensamientos, como dice Carlos Fraga *"Todo lo creado, fue antes pensado"*. Cuando yo he deseado algo, se me da, basta con que le ponga atención y lo desee. He ganado el premio como la fisicoculturista de mejores poses en muchas competencias realizadas. Cuando pintas mentalmente una imagen nítida de lo que quieres lograr, se convierte en una técnica poderosa.

Así que, a trabajar y continuar visualizando, pero con la diferencia de que ahora lo harás con consciencia y con propósito. Ahora sabes que cuando tomes un camino y estés decidido a seguir en esa dirección, entonces nada externo a ti, te puede detener en llegar a tu destino. *¡Bienvenida y exitosa elección para ti!*

Listo, sistema, acción

Listo significa que te encuentras en el estado perfecto y adecuado para una actividad. Estás preparado tanto mentalmente como emocionalmente, listo para la acción. La fundamentación de este estado de preparación es la creencia en tu visión y tu determinación para realizarlo.

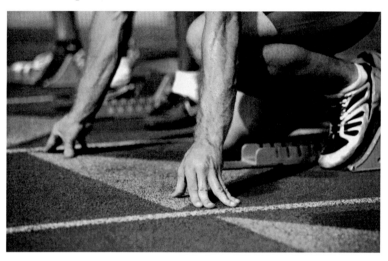

Tu visión inspira las ideas y pensamientos que te prepararán física, mental y espiritualmente para llevar a cabo el talento que Dios te ha otorgado. Creer te proporciona la energía y creatividad para activar tu sueño. La determinación es el motor que te impulsa a actuar.

La conexión que mantienes entre tu espíritu y tu fe, te permite escuchar tu voz interna diciendo: *éste es el camino, transita por él.* A menudo te dejas guiar por tu intuición y reconoces esa voz interna. Ahora, *¿Cómo reconocer esa "voz"?* En realidad, no es difícil reconocerla, la voz interior viene desde adentro, desde el corazón, y cada vez la escuchamos más nítida. Poco a poco vas aprendiendo a obedecerla y con el tiempo se vuelve más fácil de escuchar. A la par, irás tomando acciones en la medida en que la vayas escuchando. Las cosas se te irán dando perfectamente y esto fortalecerá la confianza y la fe que tienes depositada en la guía de tu espíritu. Pero siempre hay un momento en la vida en que te desvías y tratas de transitar sin la conducción de esa esencia. Incluso, no escuchas y quieres hacer las cosas a tu manera. Sin embargo, oyes cuando tu espíritu de una manera suave y agradable te reclama y te hace retomar de nuevo tu camino. Sonríes y dices: *"está bien" "te obedeceré"*. Y es ahí, justo ahí, donde nuevamente empiezas a seguir esa intuición fuerte que te habla, sigues sus mensajes y te dejas conducir con la fe de que la meta será de bendiciones para ti. Comenzarás a vivir tu vida de manera diferente, en otra realidad que antes no experimentabas, como algo sublime, como algo mágico.

En todos los momentos, incluso lugares en que necesites estar, tu espíritu te dirige, aunque no te agrade estar allí. Quisiera hacer hincapié en esto, tomando como referencia mi experiencia *personal.* Aprendí a distinguir cuando mis actuaciones son producto de mi intuición como ser humano y cuando son producto de lo divino, de lo sublime, de lo que me dice y dicta mi espíritu.

Cuando es mi espíritu el que me conduce, cada experiencia y cada circunstancia es una preparación para la aventura para el riesgo y para nuevos intentos. Si por el contrario es mi ego el que me habla, lo reconozco porque es una voz que habla desde el miedo, desde la duda. Se manifiesta en detalles sin importancia, es insegura y muchas veces ambigua y sin poder de convicción. Debes tener paciencia persistencia y perseverancia y dejar que la magia se manifieste, la acción inicie su ritmo y tu espíritu te siga guiando.

Ten siempre presente que en tu camino te surgirán muchas personas que creen saber que es mejor para ti. Si tienes instaurada la claridad de esa guía interior, será fácil alejarte sutil y delicadamente y hacer caso omiso a sus ideas sobre tu futuro que tú no has solicitado. Con esto te liberas y continúas tu propio camino. Recuerda que tú eres la única persona con la capacidad, confianza y permiso para expresar con toda propiedad tus propios pensamientos, juicios y sentimientos. Esta calidad es la marca de las personas que han logrado sus objetivos más queridos.

Se persistente, y conéctate siempre con firmeza a un curso de acción a pesar de las dificultades que se te puedan presentar u oposición de otros.

Yo tenía un deseo grande que fue cursar mis estudios a nivel superior, porque consideraba que mi futuro estaba encaminado desde ese punto. Practicaba la conexión con mi espíritu, y siempre estaba atenta a los dictámenes de mi voz interior que me guiaron y condujeron donde ahora estoy. Lo logré, me gradué y me siento complacida y satisfecha con lo que he hecho y con lo que aun hago.

Continúo con mis visualizaciones y viendo realidades en mi mente, a pesar de que mi espíritu ya conduce mi vida. Él sabe de mis deseos y de mis necesidades. No obstante, eso no me ha desconcentrado, ni he dejado de establecer comunicación con esa voz interior que me da luces para que las metas, proyectos y propósitos que tengo, los culmine con éxito., Cuando estamos conectados mutuamente: tú, tu voz interior y tu espíritu, hasta el universo conspira para que las realidades que imaginamos se materialicen. Es aquí donde descubrí que estamos diseñados para el éxito. Solo tenemos que sintonizarnos y actuar.

Cuando se es persistente se obtienen los resultados deseados. Recuerdo lo que yo hacía después de mis entrenamientos ya en horas de la noche. Me dejaba caer en el verde césped y junto con él, dejaba que mi imaginación volara junto a mis sueños. En una de esas visualizaciones, mi voz interior me sugirió que debía ir a reunirme con el Ministro de Educación., ¡Gracias a Dios yo le obedecí!

Aquí pude evidenciar el beneficio que obtuve por haber sido perseverante e insistir. La reunión con el Ministro de educación no fue una tarea fácil. Antes de conocerlo y hablar con él, yo me había agregado a una organización donde conocí gente con gran influencia en el nivel educativo, cuestión que me ayudó mucho a obtener la información que necesitaba para mi entrevista con el Ministro. Fue así que supe que su hora de llegada a la oficina era a las 5:00 am. Y al día siguiente allí estaba yo, como el reloj, justo a las 5:00 am. Él me miró y me dijo: "vuelva mañana" Y ¿adivinen dónde estuve al día siguiente?

¡Finalmente, me concedió la audiencia! Eso es la persistencia. Cuando quieres algo con todo tu corazón y puedes, nada puede detenerte. Después de mis reuniones con el Ministro hice todo lo que tenía que hacer para conseguir mi ayuda financiera, la que requería el sistema educativo donde me iba a dirigir. Este proceso me tomó un año de persistencia, aunado a la pasión, determinación y entusiasmo que yo le ponía. No abandoné en ningún momento, renunciar no era una buena opción para mí.

Aún me asombra observar que cuando decido hacer algo por mi vida, increíblemente comienzan a abrirse puertas, y aparecen las personas y recursos que necesito para emprender lo que quiero hacer. Eso mismo te pasará a ti. Solo atrévete, y verás que te llegará las bendiciones que sueñas. Con esta manera de hacer las cosas comenzó mi transformación personal. De manera consciente, estuve desarrollando nuevos hábitos y habilidades que apoyarían mi nuevo estilo de vida. Se trata de responsabilidad personal, todo depende de cada quien.

Tu creencia, deseos, persistencia y entusiasmo atraen hacia ti la energía magnética con la que a su vez obtienes el resultado de tus deseos, sueños y metas en el mundo natural. *¡Tus mundos mentales y espirituales son reales!*

Las personas adecuadas

Es emocionante como solo las personas que mantienen una visión siempre apuntando a lo positivo, a lo grande, se ofrecen a ayudarte sin preguntas acerca de cómo vives tu vida. Solo se interesan en escucharte, guiarte, por el camino que tu elegiste seguir. Te conducen y se aseguran que mantengas tu rumbo. Estas personas vieron en ti progreso, futuro y deseos de superación. Son positivas y emprendedoras y quieren que tú logres lo que ellos ya lograron o están cerca de conseguir. Es así como debes iniciarte en algo que quieras conseguir, Acudí siempre a mis maestros y mentores para que me orientaran y ayudaran a conseguir las metas que me había propuesto. Nadie más que ellos podían sugerirme e indicarme el rumbo por el cual me debía dirigir. De esa manera conseguí la ayuda que andaba buscando en ese momento. Soy de las que piensan que nadie consigue éxito en la vida, sin orientación y la ayuda necesaria para lograrlo. Mis maestros eran las únicas personas capacitadas para apoyarme porque ya ellos habían de alguna manera experimentado el éxito. También en ese entonces aprendí a alejarme de personas pesimistas; porque simplemente éstas no me ayudarían.

Una técnica que me ha funcionado muy bien es la de seleccionar aquellas personas triunfadoras que me inspiraron y me motivaron a seguir su ejemplo. El criterio para mí es: *¡Wow!* Me encantaría ser como ellas, triunfar como ellas y hasta tener lo que ellas tienen. Pensaba tantas cosas a la vez, que quería hacer de todo…

Descubrí en la Universidad mi deseo de perseguir una maestría; mis maestros me habían inspirado Estaba tan emocionada. Llegaron a ser mi fuente de información de cómo lograr mi objetivo. Rodéate siempre de personas exitosas como los que en ese momento estaban a mi lado, para que sus éxitos te salpiquen. Ellos siempre estuvieron dispuestos para mí. Siempre hicieron algo beneficioso que me impulsaron a lograr mis propósitos.

Apliqué esta técnica para obtener mi doctorado. Mi mentor fue mi jefe, la Dra. Whitely. Yo trabajaba en la Universidad Barry como asesor académico para el Departamento de Educación de adultos. Le dije que quería continuar mi educación. Ella no solo me orientó a cómo hacerlo sino también fue mi mentor hasta que me gradué. Es una *¡Persona excepcional!*

Bienestar y salud física

Prevenir lo evitable y curar lo curable

La primera riqueza es la salud
Ralph Waldo Emerson

Estilo de vida conformada por cuerpo, mente (pensamientos y sentimientos) y el espíritu. Este capítulo trata del desarrollo de habilidades y hábitos para cuidar y conservar un cuerpo sano.

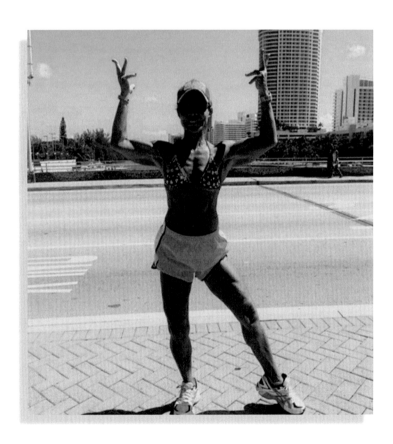

La Belleza viene de Adentro

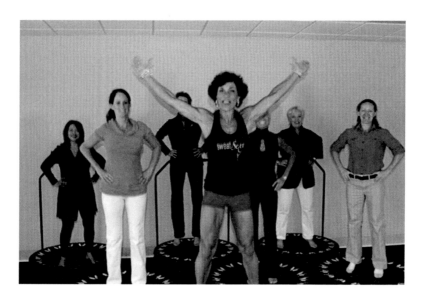

El bienestar y el equilibrio de nuestro organismo es producto de la armonía con el entorno y con nosotros mismos, por ello es necesario conocer cómo funciona nuestro cuerpo y, sobre todo, cómo mantener un desarrollo óptimo del mismo.

Ser siempre consciente de lo hermoso que es el cuerpo que Dios nos ha dado y tomar sabias decisiones que nos mantengan saludables, no es una opción, es "Una Necesidad". La alimentación juega un papel muy importante en el cuidado de su cuerpo y todos los sistemas que lo conforman: digestivo, respiratorio, circulatorio, esquelético muscular y otros. A veces toca decidir ante ¿comer una deliciosa dona? o "elegir esa saludable manzana"

Piensa, tú eres como un Lamborghini. No le pondrías combustible barato a tu Lamborghini. Obviamente no tendrías un carro de esta magnitud para destruirlo con gasolina basura, le colocarías la de mejor calidad, que se ajuste al estilo y modelo del mismo. Eso mismo pasa con tu cuerpo. Si llenas tu organismo de basura, no solo pierdes salud, sino la estética y la belleza. Elegir el mejor estilo de alimentación es una decisión que te beneficiará y mantendrá sano por muchos años. Al seleccionar alimentos de alta calidad, con ingredientes naturales, más ejercicios eficaces que involucren cada parte de tu cuerpo, te garantizará una salud física, mental y espiritualmente óptima y en condiciones armoniosas. No te conformes con lo barato. Recuerda que "Lo barato sale caro "Obtienes *lo que pagas,* esto aparte de ser frases populares; ¡Es totalmente cierto!

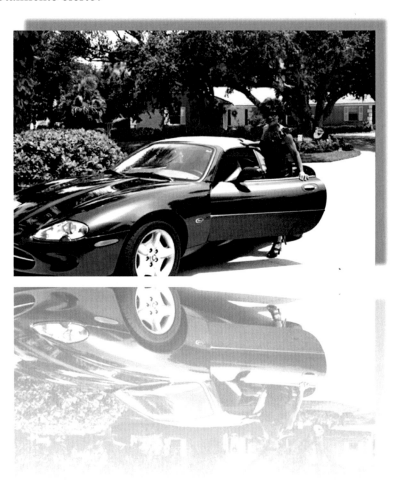

Piel: la parte externa de la belleza

¿Quieres saber cómo tu cuerpo está funcionando por dentro, donde no puedes ver? Mira la piel. Este es el órgano más grande que poseemos. La piel se revela ante el proceso de envejecimiento y refleja tu salud interna. Prevenir el envejecimiento prematuro es cuidar de tu piel. Te sugiero algunas recomendaciones para reflejar una piel saludable:

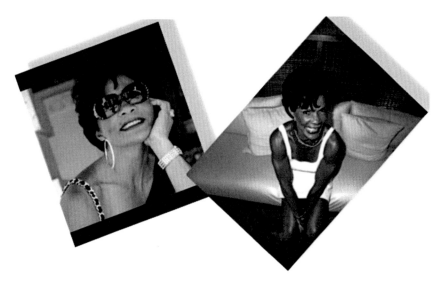

- Mantenimiento simple, ¡menos es más! Simplifica, y prueba lo natural. A veces agredimos nuestra piel con productos y tratamientos costosos cargados de ingredientes químicos que en vez de ayudarnos nos ocasionan daños a la piel y salud en general. Si ha sido tu caso y tienes dudas, simplemente no los utilices.
- Limpiar e hidratar mi piel con aceite de coco todos los días, es mi primer secreto de belleza que aprendí de mi abuela. Ella tenía la piel sedosa y sin arrugas. Utilizaba aceite de coco en todo su cuerpo y también en su cabello. Ella murió en una edad en que la mayoría de las personas ya evidencian muchas canas. Ella era la excepción y logró todos esos beneficios con este aceite. Este producto, hizo milagros en su piel, y lo preparaba

ella misma. Cuando mi hermano y yo éramos unos niños, le rallábamos el coco, luego ella lo calentaba hasta extraer el aceite, esperaba que espesara un poco ¡y pow! Ya estaba fresco, puro y listo para usar. A menudo, se ha tratado de desviar la verdad sobre este aliado natural del cuidado de la belleza y de la salud en general; de este secreto simple pero poderoso cuyas bondades son innegables y están a la vista. Gasté mucho dinero en cremas que nunca fueron competencias del aceite de coco. Probé y comprobé que debía parar en compras innecesarias que realmente no me estaban aportando los beneficios que yo esperaba. Finalmente aprendí y comencé a utilizar este aceite a diario, como limpiador y crema hidratante. Es mi cómplice de bienestar y belleza para mi piel. Tú puedes hacer lo mismo si deseas una piel sana, suave, y hermosa. Consigue aceite de coco puro y empieza ya.

- Nunca voy a la cama con el maquillaje en mi cara; porque envejece la piel más rápido que cualquier otro factor. En una cita que tuve con una experta en cuidados de la piel, ésta me dijo: si duermes a menudo con maquillaje, acelerarás diez años de envejecimiento. Y me dije: No, ¡esto no es para mí!

- ¿Qué tipo de cosméticos debes usar? Yo he tomado la decisión de optar por lo más parecido a lo natural, lo que viene de la naturaleza, de lo virgen, de lo puro, así como lo brota la tierra, tal como el aceite de coco puro. Me niego a usar limpiadores con todos esos ingredientes químicos, muchas veces agresivos y tóxicos. ¡Pua!

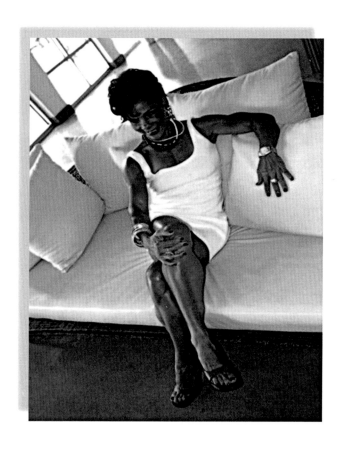

La Energía no tiene edad

¿Cuándo fue la última vez que hiciste algo que disfrutaste y fue realmente divertido? ¿Ese algo te gustó tanto que sentiste que el tiempo se fue volando y no lo podías creer?

Eso te lo dio tu energía. La energía no tiene edad. Cuando somos niños, nos volvemos incansables, corremos, saltamos jugamos, y volvemos a jugar. Se puede tener energía a cualquier edad. Nunca eres demasiado viejo para divertirte. No te pongas límites. La edad no es obstáculo para pasar momentos de alegría risas y juegos. Rejuvenece y revitaliza no sólo tu cuerpo sino también tu alma. Nunca desconectes el niño que llevas en ti.

- Comienza tu día con un ritual, costumbre o como lo quieras llamar, algo que te vitalice y te llene de energía. Esto ha funcionado muy bien para mí. Empiezo a las cuatro de la mañana, pareciera difícil, pero no lo es si te vas a la cama temprano y duermes bien. Después de esto, puedo hacer todo lo que necesito en el día. También puedes encontrar tu momento, o ritual que se adapte y funcione mejor para ti. Esa es la clave.

- Meditar y orar. Estar en comunión con Dios establece el fundamento espiritual para el día. Del espíritu fluye la mayor fuente de tu bienestar físico y mental y por lo tanto de tu cuerpo.

- Yo acostumbro salir a caminar tres millas, y de regreso hago el mismo recorrido porque esto es lo que funciona para mí. Si te gusta caminar como ejercicio, 30 minutos cada día funciona bien. Si te sientes capaz de hacerlo, puedes caminar a buen ritmo, alrededor de tres millas por hora.

- Treinta minutos de yoga será de gran beneficio para ti. Particularmente el yoga lo he tomado como parte de mi rutina de entrenamiento. Es una práctica que aporta firmeza a mi cuerpo, incrementa mi capacidad de trabajo y aumenta mi flexibilidad. ¿El resultado? Me siento conectada, fuerte y optimista, esperando las expectativas que me traerá el resto del día. Te invito a que te inicies tú también y verás el efecto que te proporciona esta disciplina, y los beneficios que aportará a tu salud.

Ejercicio

En mi filosofía, todos los días se respira, todos los días se come y se debe hacer ejercicio todos los días. Estamos diseñados para movernos. El secreto de la fuente de la eterna juventud, no es comprar el maquillaje más costoso, ni toda clase de cremas y productos que te ofrecen en el mercado. Pienso que la juventud se puede prolongar mediante el ejercicio diario. No tienes que esperar tres semanas para sentirte bien; una vez que lo inicies, experimentarás esa sensación de bienestar que no tenías antes. Ponte en movimiento y te sentirás enérgica y satisfecha.

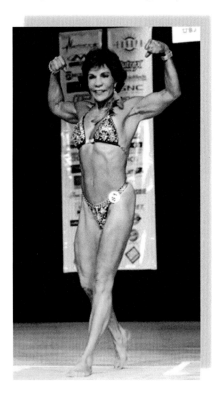

Una de las mejores maneras de mantenerse joven, es desarrollando los músculos. Si no lo usas los pierdes, porque los músculos se atrofian por el desuso. Ellos son tu mayor fuente de energía, porque mantienen en buen estado gran parte de otros sistemas de tu cuerpo, protegiéndolos contra el deterioro metabólico y hormonal como: obesidad, diabetes y enfermedades cardiovasculares. Otra razón crucial es que con el desarrollo de la masa muscular se mantiene la producción de hormonas que ellos impulsan. Hay muchas personas que se sienten mal por deficiencia de hormonas, y esto lo manifiestan tanto en malestares orgánicos como en notables cambios en su cuerpo. Todo esto se puede erradicar y/o mejorar con la práctica de ejercicios diario, que te mantendrán activa y saludable, con incremento y equilibrio de tus músculos y con saludable producción hormonal.

La pérdida de músculo significa pérdida de energía, una tendencia a ganar sobrepeso, vulnerabilidad a la enfermedad y acelerado envejecimiento. ¡Ponte en marcha! ¡Actívate!

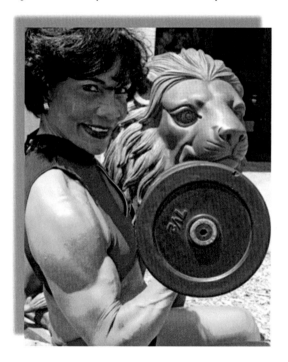

Levantamiento de pesas

Para mí, el levantamiento de pesas es esencial para un envejecimiento exitoso. Hago dos horas diarias de entrenamiento con levantamiento de pesas. Es imprescindible esta rutina para mí, por mi condición de culturista. (Al menos por ahora, porque me parece que debo cambiar mi enfoque cada diez años aproximadamente). Para aquellas personas que aún no han establecido un hábito concreto de ejercicios en el área de pesas, se pueden iniciar con menos intensidad, es decir, menos peso y más repeticiones en cada uno. De esta manera, igual se verá el efecto positivo.

Muchas veces al mirarnos al espejo, exclamamos con aflicción: ¡Que demacrada (o) me veo! Si no quieres que esta sea tu imagen al espejo, cambia tu forma de pensar y también cambiarán tus malos hábitos. Una vez que tus pensamientos sean otros en relación al cambio que decidas dar, y comiences a activarte con tus entrenamientos de pesas, irás tomando control de tu figura, te asegurarás que tus músculos se mantengan fuertes, tus huesos conserven su densidad, tu piel sana y brillante, articulaciones con buena flexibilidad. Supervisa siempre tu figura y salud en general, incluso si ahora te ves y te autodefines como "ajado "no importa, tú puedes ser capaz. Puedes cambiar.

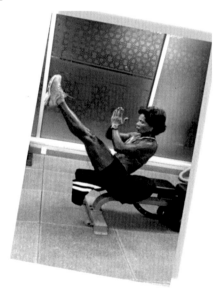

Yoga

El Yoga fue una transición natural de un gimnasta. Un estado intermedio entre lo antiguo y lo actual, que evidentemente originó un cambio. Esta doctrina, exige disciplina, cuestión que me motivó a realizar su práctica regular. El ejercicio continuo de esta técnica me ha aportado múltiples beneficios a mi cuerpo, así como bienestar y tranquilidad tanto mental como espiritual. El yoga te mantiene contento, alegre, animado, con optimismo y pensando en lo grande, en lo mejor, apuntando siempre alto.

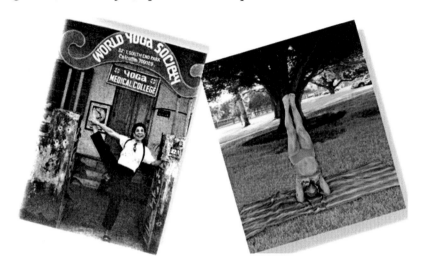

Josefina en India   *Josefina hoy*

La disciplina de yoga integra cuerpo, mente y espíritu. Siempre he creído que para sentirse saludable, se necesita cultivar mente, cuerpo y el espíritu que de por sí, es hermoso. Como dicen las Sagradas Escrituras, su cuerpo es Templo del Espíritu Santo. Si necesitas alimento adecuado, también necesitas ejercicio, respiración y relajación adecuada. De esta manera y pensando positivamente, también atraerás la llave a la felicidad.

Para mantener mi cuerpo en estado de salud ideal, después de mi caminata y carrera, hago 30 minutos de Yoga. Esto me previene de lesiones y me mantiene flexible y en equilibrio.

Los beneficios del Yoga son profundos. Lo creo, por lo mucho que viajé a Calcuta, India donde logré mi certificación en terapias de Yoga.

¿Qué tipo de ejercicio es mejor?

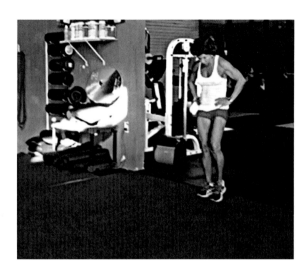

El mejor ejercicio es el que tú elijas, el que mejor se adapte a ti. Es como la persona que amas, tú la eliges a pesar de conocer algún defecto que no te pueda agradar. Si colocamos como ejemplo que sea fumador, lo aceptas tal cual, con el vicio, él no dejará de fumar. Aquí se te ofrecen dos opciones: te resignas a disfrutar de su tabaco o simplemente terminar con la relación. Pienso que lo ideal sería elegir la persona que comparta tus pasiones, gustos o actividades, donde no tengas que esperar para levantarte por la mañana y ponerte en marcha; porque esa persona igual lo hace, ya sea a pie, en bicicleta, ir a nadar etc. en fin, lo que funcione para ti. El cuerpo de cada quien es único y requiere de ejercicios adecuados a él. El secreto está en descubrir lo que te guste y haga sentir bien a tu organismo al hacerlo.

He descubierto las actividades que me encanta, y mi cuerpo lo agradece. Me gusta especialmente el yoga. Esta disciplina te mantiene el cuerpo flexible y ágil, a cualquier edad, especialmente para aquellos que no pueden o no quieren caminar, correr o realizar ejercicios de alto impacto.

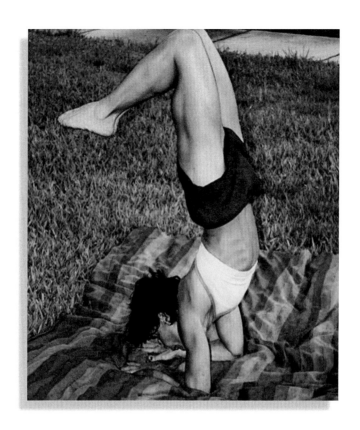

¿Qué tiempo debo emplear para entrenar?

El tiempo lo determinas tú, Tanto como lo desees. Si te gusta tu programa de entrenamiento y crees que es suficiente, entonces es suficiente. Una vez que tomas el ritmo y sientes realmente que te gusta hacer ejercicio, tu cuerpo te dirá cuánto. El tiempo no es tan importante como aprender a leer tu cuerpo. Por ejemplo, después de iniciarte a caminar y culminar con satisfacción cada recorrido, logras entender que tu cuerpo te pide volver a hacerlo.

Le digo a mis clientes que no hacen ejercicio, que comiencen con 10 minutos y verán que al transcurrir una semana, ya podrán hacerlo en 15 minutos, luego 20 y así progresivamente irán aumentando el tiempo, hasta que cada quien logre ejercitarse en un lapso de tiempo satisfactorio y de provecho. Una de mis clientes comenzó a trabajar conmigo como una mujer fuerte. No pasó mucho tiempo en que ella dijera en nuestras sesiones de consejería: "no puedo esperar a que termine la rutina, debo irme a diligenciar.

No cortes las cosas que te gustan. Qué pena cuando usted está teniendo un buen tiempo y todos esos pensamientos surgen. Que necesita hacer esto o aquello, que debes ir aquí o allá, que tienes que ir a ver a este o aquella… en fin, hay que aprender a soltar esos pensamientos y atender lo que te importa y es prioridad para ti. Hay un tiempo específico para todo, pero no durante tu ejercicio. Dedica la mayor parte de tu día a él.

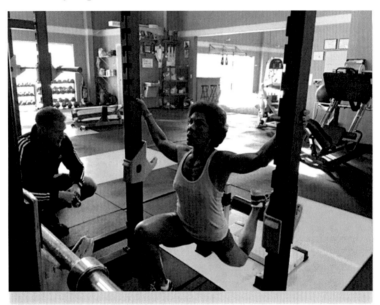

Después de terminar mi ejercicio tengo mucho tiempo para todo lo demás; es maravilloso cómo sucede. Cuando tomas cuidado de lo que es importante, todo se desarrolla de una manera hermosa y oportuna. La vida está de su lado y se abre el camino en que debes andar. Tú no tienes que preocuparte por eso.

Gestionar el estrés

Los Investigadores saben el estrés que enfrentamos en nuestra vida, y cómo lidiamos con esta alteración como uno de los factores más importantes, que nos demostrarán más adelante cómo será el envejecimiento.

Que importante es que conozcamos el valor que tiene para nuestro cuerpo, el tiempo que nos dedicamos a estar relajados, reposados y especialmente contemplativos. Cuando nos encontramos fuera de control, el estrés se instala en nuestro cuerpo y acelera el envejecimiento. Si bien es crucial hacer frente al estrés, con cualquiera de las tantas maneras de hacerlo, también lo es si tratamos de evitarlo. Ahora bien, ¿Cómo hacerlo? *Cada día* de descanso, es relajarse, serenarse, renovarse... elementos esenciales para un excelente funcionamiento de tu organismo. Particularmente, a mí me ha funcionado muy bien el culturismo, es algo que me apasiona, me energiza y me da gusto practicarlo.

Qué tan bien sientas tu cuerpo cuando tomes control de tu vida y no des cabida al estrés, depende de ti. Más adelante en otro espacio de este libro, estaremos hablando algo bien nutrido e importante para ayudarte a tener cero estrés en tu vida. Mientras tanto, continúo con otros ejemplos bien sencillos. Cuando tomas caminatas diarias, aprovecha también de contemplar y admirar la naturaleza: cielo, árboles, río etc. Igualmente, no dejes de sonreír mirando un delfín nadar, admirar lo imponente de un barco al pasar, en fin, tu mente inmediatamente cambiará de dirección; ya no estarás enfocado y cargado de ideas y pensamientos desagradables.

Siempre habrá en tu vida, compromiso, responsabilidad, pasión, determinación y la creencia sincera de que eres digno y valioso. Es tu derecho ser feliz y disfrutar cada día. Se supone que no llegamos a este plano para sufrir. Completo esta frase citando a Buda cuando dijo: "El dolor es inevitable, el sufrimiento es opcional "Yo le digo a la gente: no quiero sufrir, yo, ¡no ¡Y me responden! ¡Yo tampoco!

Un corazón golpeado, rompe el espíritu y un corazón agradecido se refleja en una cara sonriente.

Dormir

Su capacidad de dormir bien es un excelente indicador de cómo manejar el estrés y mantener la salud física, mental y emocional equilibrada. Y de la misma manera, una conexión espiritual en armonía.

Empieza el día meditando y teniendo una comunión con tu espíritu. Así mismo, antes de finalizar, tómate una siesta si te hace bien y es funcional para ti. Estas cosas hacen falta para obtener una buena noche y un sueño reparador.

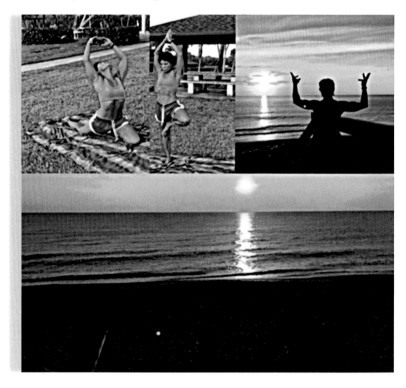

Muchos acontecimientos suceden mientras dormimos. A nivel físico, por ejemplo, se libera la hormona del crecimiento humano, que forma parte de un esfuerzo de restauración y reparación extensa. Esto también sucede con la práctica de ejercicios. Yo lo he hecho por años, forma parte de mi vida, porque quiero permanecer joven, retardar el proceso de envejecimiento y no pagar mil dólares (1000 $) para que algún médico me indique alguna terapia hormonal, basada en la ingesta de falsas hormonas que supuestamente me mantendrán joven. Mientras duermas bien, y cumplas tus ocho horas reglamentarias de sueño, no necesitarás nada de esto.

Tu espíritu también funciona durante la noche, haciendo el trabajo de restauración, de sanación de cuerpo, mente-organización y la formación del alma. Es por eso, que después de tener realmente un buen descanso, te despiertas fortalecido y a menudo con nuevas ideas para tomar decisiones que tengas que tomar, y solucionar problemas que haya que resolver.

Hacer un ritual antes de ir a dormir es importante. En mi caso, acostumbro ir a la cama a las 8: pm. No veo televisión durante este proceso, ni tampoco realizo ningún trabajo pesado de rutina de casa. Agradezco a mi Padre divino por el día y por su protección. Luego inicio mi sueño con una mente tranquila y relajada.

Comience el día con reverencia y termine el día con reverencia.

Nutrición

Es muy sencillo. Es preferible comer las cosas que Dios ha creado, lo natural, y no lo que el hombre ha modificado y procesado con sustancias químicas. Como consecuencia de todo esto, es que hay tantas personas enfermas. Todo lo que tiene raíces, crece de la tierra, y esto es bueno para ti.

¿Qué comeré? Es una pregunta repetitiva entre la gente. La nutrición forma parte de uno más de tus deberes como bañarte, vestirte etc. El perfil nutricional de cada persona es diferente. Yo aconsejo y animo a mis clientes a conocer cuáles son los alimentos que funcionan para ellos, los que le aportan energía, los que los mantendrán sanos, los que les retardan el envejecimiento. ¡Todo es posible! Si te educas en cambiar hábitos, y en ser saludable, el tiempo te dirá cuál será tu plan nutricional. No es difícil. Mantén un registro por tres semanas de lo que comes ahora después de modificar tus antiguos hábitos, y descubre cómo te sientes.

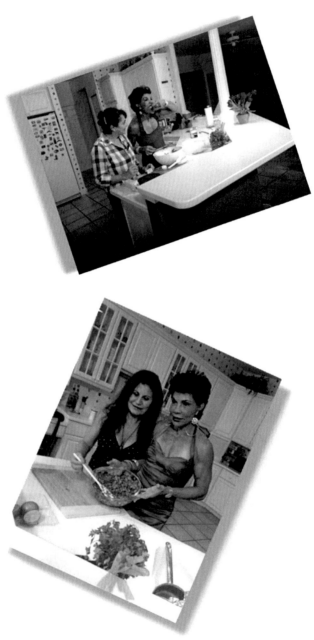

Cuando comencé el culturismo en el año 2005, yo veía a todo el mundo comiendo arroz. Así que pensé: yo también *comeré bastante arroz*. ¡Gran error! Cada vez que comía arroz, sentía elevado mi nivel de azúcar en la sangre, y treinta minutos después volvía a sentir hambre, humm, algo estaba mal. Necesitaba encontrar una alternativa. Por suerte para mí he descubierto las batatas con las cuales sustituyo el arroz y otros alimentos. Mantengo mi nivel de azúcar en la sangre equilibrado y no tengo hambre cada media hora como antes. Todo esto se puede conseguir cuando prestas atención a las necesidades de tu cuerpo. Sólo entonces descubrirás tu adecuado plan nutricional.

Qué comer?

Recomiendo comer avena, batatas, patatas blancas. La carne, huevos, pollo y pescado con moderación. Las verduras son mis favoritas, especialmente el brócoli, coliflor, y judías verdes. Te dejo un ejemplo de mi plan dietético diario:

- Para el desayuno, 1/2 taza de harina de avena.
- Tres onzas de carne antes de ir al gimnasio.
- Después de mi entrenamiento, claras de huevo con un huevo entero.
- Para el almuerzo, pollo, brócoli, coliflor y patata dulce.
- Mi última comida (4:30-17:00 pm) es similar, cambiando la proteína por pescado (Yo no acostumbro merendar después de las comidas principales, porque he estado comiendo durante todo el día y es suficiente para mis necesidades nutricionales).
- Los aceites que uso y considero buenos para mí son: oliva, coco y aceite de aguacate, procesados naturalmente sin calor ni solventes.

Uso todas estas clases de aceites y hago de 5 a 6 comidas al día, porque grabo muchas actividades de fisicoculturismo, en las cuales se quema una cantidad de calorías, por lo tanto, requiero disponer de la energía necesaria para entrenar y evitar la sensación de hambre que producen los entrenamientos. Quizás tú, no requieras lo mismo que yo. Recuerda que lo que funciona para mí, es posible que no funcione igual para ti. Es tu tarea descubrir que exige y necesita tu cuerpo para sentirse excelente. Una vez que encuentre la fórmula de los alimentos que quiere su cuerpo, ¿por qué cambiar? Quédate con lo que te funciona. Es simple.

Atención médica

Te dejo una afirmación, como si te la destacara en negrilla. **"Si te sientes bien, no es necesario ir al médico"**. Puede que suene tonto porque los médicos te dicen que debes tener chequeos regulares.

Particularmente no voy a médicos porque no tengo ninguna preocupación sobre mi cuerpo. Me siento feliz, me siento bien, tengo energía. Cuando la gente me pregunta si voy al médico, les digo: ¡No! Yo controlo mi propia salud. "Conozco mi cuerpo mejor que nadie" Ir a un o una médico es recibir opiniones diferentes, cada cual le dice lo que piensa, si vas a otro, te dice algo completamente distinto a los dos primeros. Sales confundido sin saber q hacer ni que creer. Es mejor prevenir lo qué es prevenible y curar lo que es curable.

Hágase cargo de su propia salud. ¿Por qué pondría su bienestar en manos de otra persona? ¿Por qué te parece mucho esfuerzo que lo pienses? ¿Porque no optas por caminar cinco minutos y mantenerte saludable? ¿Porque es más fácil comprar una cena que viste en TV con 500 mg de sal, e ingerirla en menos de media hora? (Yo sé que exagero un poco, pero piensa en estas preguntas).

Consigue tiempo para planificar tu salud. La gente pasa más tiempo preparándose para unas vacaciones y no en el que necesita para planificar su salud.

Afortunadamente, no es demasiado tarde para que *cualquier persona* decida cambiar sus malos hábitos. Es increíble cómo el cuerpo que ha empezado a sentir síntomas de enfermedades, las revierte y comienza a sanar cuando modificas tus hábitos y tomas el control de tu cuerpo con pasión. Se responsable y asume el compromiso de tu propia salud, en vez de tomar el camino fácil y dejar que los médicos lo hagan por ti. El tiempo que emplees en aprender, entender y mantener tu cuerpo en excelente forma, es tu deber, no el de otros. De lo contrario, no funcionará.

Epigenética

La edad se refleja según su estilo de vida. La genética ya no desempeña el papel de lo que una vez pensamos. Lo ejemplifico de esta manera: Porque su padre haya sufrido un infarto en algún momento de su vida, no significa que usted también lo sufrirá. Podemos cambiar la manera de cómo se expresan los genes, ya sea para bien o para mal. Esta es una nueva manera. La ciencia está de nuestro lado, depende de usted. Creo que tienes una opción y puedes hacer algo distinto al respecto.

Los genes parecen limitarse a la biología, pero cómo vives determinas cómo afectan a tu cuerpo. A pesar de que se ha determinado que éstos, pueden aumentar la probabilidad de sufrir enfermedades, también es cierto que no hay prueba alguna de que sean responsables directos de nuestro destino como individuos en salud y enfermedad. No es predeterminado que la inclinación genética a desarrollar cáncer sea un hecho para ti, y que desarrolles la enfermedad porque la tengas que heredar. ¡No tiene que ser así! ¡Usted tiene poder! Quiero decir con esto, que te puedes conectar profundamente con tu mente, y quitar poder a todas las apuestas e ideas negativas de los que tratan de predecir para ti, lo que tú desechas para tu cuerpo. Y no es que sean imponentes ni prepotentes no, son conquistadores. Pueden dominar sus cuerpos y controlar su mente. Así mismo, sus emociones.

La Epigenética te autoriza a no ser una víctima. Pero necesitas responder con compromiso, con determinación, como cuando Jesús pregunta al enfermo: *¿usted* quiere *estar bien*? Y éste responde: ¿Sí? Entonces usted *debe responder con firmeza, de la misma manera y* cambiar su estilo de vida. Esto significa evitar tanto como sea posible las toxinas en los alimentos que usted ingiere, en aire contaminados que respira, impurezas en el agua que toma… ¡Limpiamos de acuerdo a lo que pensamos, a lo que sentimos, a lo que expresamos, Sea determinante y decídase ahora ¡Lo contaminante, lo atrapa todo! ¡Limpia tu organismo! No es un pequeño compromiso, es un gran compromiso para ti, para asegurarte que serás un triunfador, y un vigilante de tu propia vida.

Algunas personas prefieren seguir siendo víctimas y permanecer enfermos, no sólo de sus cuerpos, sino también de sus mentes y emociones. A menudo dan más crédito a las emociones cuando le dictan, que es demasiado esfuerzo para estar bien. Quieren, pero les parece muy difícil. Para ser poderosos y sentirse con absoluto bienestar y salud, se debe tener voluntad, coraje, disciplina, autocontrol y mucho esfuerzo. Hacer el trabajo ahora para vivir una vida llena de energía para siempre, vale la pena.

La energía es la base de todo. No es ni bueno ni malo; simplemente es ¡Ser tú mismo, poniendo cien por ciento de energía en lo que haces, ya sea lavar los platos o limpiar su casa! Esto significa vivir el momento para que tu mente no esté en todas partes, y puedas concentrarte en lo que es correcto y que tienes delante de ti. Es increíble cómo el tiempo vuela cuando estás completamente conectado con lo que estás haciendo y va todo fluyendo con el paso de las horas. Te conviertes en atemporal, y no quieres que te pregunten por el día en que estamos, porque en esos momentos estás totalmente desconectada de tiempo.

Finalizo esta sección, repitiendo, que la actitud ocupa un lugar muy importante en la construcción de su cuerpo físico. Esto es lo primero. Sin una actitud correcta y buen esfuerzo simplemente no se construye nada positivo.

Espiritualmente por siempre jóvenes

El espíritu te trae lo que crees y quieres que pase.

El objetivo

El espíritu gobierna todo lo que está debajo de él: cuerpo, mente y emociones. Crecer en tu vida espiritual no solo es para lograr un cuerpo fuerte, saludable, una mente creativa y emociones maduras, sino para también cultivarlo y enriquecerlos. Es así como quedas equilibrado y estás menos propensos a ser sorprendido por eventos inesperados que quieran instalarse en tu vida.

La palabra "enfermedad" se compone de dos partes: dis + facilitar, es decir; está en ti, oponerte a darle apertura o no en tu cuerpo, facilitarle la entrada a tu organismo. Cuando te enfermas, es porque careces de facilidad para no permitir la llegada o porque por tu propio gusto, estás *mal*. La enfermedad física proviene de una mente donde hubo perturbación, emociones sin controlar, y un espíritu descuidado. Su cuerpo refleja no sólo su cuidado inteligente, sino también el estado de su mente y espíritu. Creo que no puedes curar tu cuerpo y maximizar tu fuerza, sin atender también al desarrollo de la moral, sociabilidad, madurez emocional y una vida espiritual plena. Impregnarse de estos elementos de la individualidad, contribuye a incrementar deseos de amor y compasión para ayudar a otros.

Desarrollar siempre un punto de vista más alto. Tener la actitud que cada día te haga crecer y perfeccionarte más son puntos básicos. Dios está trabajando a través de ti, y lo está haciendo para tu placer y deleite. Ver las cosas desde un alto sentido, es todo lo que te hace falta. Eso es la clave de todo.

Usted es el pre-creador junto con la eternidad de su destino. Estoy contenta de que mi vida y mi destino se hayan desplegado en su tiempo, justo, cuando tenía que ser, ayudándome a vivir cada día al máximo.

La dimensión espiritual de tu vida

Sus sistemas: cuerpo, mente y espíritu, trabajan coordinadamente junto a otros aspectos esenciales constitutivos de la personalidad, para ayudarle a desarrollarse como una persona completa. Todos estos elementos, trabajan como un todo, para determinar la personalidad de cada ser humano. Somos una mezcla de energías de material mental y espiritual. Las personas a menudo descuidan el lado espiritual de sus vidas. ¿El resultado? Carecen de energía espiritual. ¿Por qué es tan importante la energía espiritual?; porque es del espíritu que la energía fluye en su mente y cuerpo.

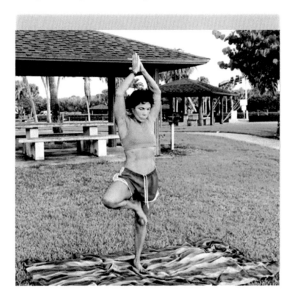

El cuerpo físico es la base sobre la que descansa la conciencia espiritual con su energía espiritual. Si estás enfermo y débil, tu cuerpo te limita en todos los sentidos. Por eso mantenerse saludable es de vital importancia.

Su cuerpo es una máquina hermosa. Cuando dictaminas, que no es importante desarrollar el espíritu, es lo mismo que conducir un automóvil de ocho cilindros, pero que se ejecuta como si sólo tuviese cuatro. Crees que no puedes acelerar, o que subir una pendiente sería originarle problemas al auto. No te das cuenta que aún le quedan cuatro cilindros sin realizar trabajo alguno y que el rendimiento podría ser mucho mejor.

Cuando usted funciona sólo en los niveles de la mente y el cuerpo, no sabes lo que te falta y lo que puede llegar a ser, y lo que serías capaz de hacer. ¿Recuerdas lo hablado anteriormente con el Lamborghini? Enriquece tu vida espiritual y obtendrás para ti, un automóvil como éste. ¡Zoom!

Conéctate con tu poder superior

Dios me ha bendecido con una vida espiritual. Siempre he creído y confiado en él. Yo no tendría mi vida maravillosa, si no fuera por mi fe y confianza en mi Padre celestial.

Tomo como un ejemplo de esa fe, episodios que me sucedieron, en que me sentí algo más grande y mayor que en lo que en realidad era. No sabía lo que estaba pasando, pero cómo me encantaba la sensación de paz, confianza y seguridad que me abrazaba en ese momento. ¡Allí estaba Dios!

Mi abuela era una mujer de fe, ella nos llevaba a la procesión de semana Santa para acompañar la imagen de Jesús crucificado en la Cruz. Eso hizo un gran impacto en mi vida espiritual. Se convirtió en mi fuente de esperanza, fe y confianza, las mismas bases que aún conservo en mi vida.

Como una adolescente, discutía con mi madre, y ella después me encontraba en la iglesia de rodillas y rezando. Dios es mi refugio, la persona donde siempre acudo, y a quien le cuento sobre mis miedos, problemas, sueños y deseos. He sido guiada siempre sobre qué hacer y qué caminos tomar. Afirmo con absoluta seguridad hoy en día, que todo lo que necesito me es proporcionado, y todos los deseos de mi corazón se me han cumplido, ¡Gracias a mi Dios! y a mi poder de fe. Todo está bien con mi alma.

Mis clientes me han contado sobre bendiciones similares que les han llegado a sus vidas. La alegría es tan tangible que queda en el corazón y la mente. Deben experimentar la gracia y las bendiciones del Señor, tal cual como describen el dulce sabor de un mango.

Yo creo que Jesús cuando dijo, "Sed perfectos, como vuestro Padre celestial es perfecto" ya nos arropaba, para que camináramos con absoluta fe. Todos los días trabajo y camino sin miedo hacia la meta de la santidad y la perfección que puso para mí.

Animo a mis clientes para cultivar una relación con la presencia divina en sus vidas. Hacer el recorrido del flujo de la vida, cuya experiencia, se vuelve agradable e incluso divertida. La vida es mucho más fácil cuando te conectas con tu espíritu, cuando vives por los más altos principios y valores que puedas percibir. Cuando usted confía en su espíritu, lo sabe todo, qué hacer, dónde ir, qué decir.

Manténgase conectado para eliminar estrés

Hago una pausa para estar en la presencia de Dios durante todo el día. ¡Le agradezco por todo lo que hago! Le pido me siga guiando mis pasos y me continúe limpiando mi corazón y mis pensamientos. Reflexiono sobre todo lo que he hecho y es bueno recordar, sobre todo cuando sentía mi mente vagar y, aun así, hacía lo correcto.

Creo en todas las promesas de Dios para mí. Las veo materializarse, aunque en su tiempo, no en el mío, porque camino en la fe, sé que todas las cosas trabajan para mi bien. Así que no insisto y espero que la voluntad de Dios llegue siempre antes que la mía. Yo no me preocupo; Tengo la sensación de que todo va bien y será como debe ser.

El estrés nos desconecta de nuestro espíritu. Y seguimos desconectados porque no tomamos el tiempo y hacemos el esfuerzo para descansar, liberarnos y actualizarnos. Cuando seguimos a este ritmo y tiempo de locura, no es posible que nos conectemos con nuestro poder superior. Las cosas del mundo te envuelven: estudios, casa, hijos, proyectos, compromisos, horarios… en fin, la lista es interminable. No puedes ver luz, en medio de un caos.

A menudo quisieras ser un ave, muchas veces se piensa de esta manera, solo para agilizar cosas y disminuir tiempo, hasta que finalmente, reconoces que tu vida no puede seguir funcionando de esa manera. ¡Debe haber una mejor manera! Entonces, como un milagro, te reconectas con tu vida, ya sea desde un paseo por el mar, unas vacaciones en las montañas, o estar tranquilo en tu habitación. Usted *finalmente* toma un tiempo de espera.

La persona se siente en apuro, cuando oyen el impulso del espíritu, la voz interior, intuición, y no lo siguen. La vida trae lo necesario y te dice qué hacer. Se proactivo y pregunta: "Dime qué hago hoy". Escucha el impulso de tu espíritu y síguelo. Es así de simple.

Su Padre divino

Cuando pensamos de nuestro espíritu como nuestro padre divino, sentimos muchas emociones encontradas, y esto es de gran ayuda y mucha paz para nosotros. Y realmente es así. Él es el padre más amoroso y sabio que puedas imaginar. No busques más excusas ni te escudes en frases como: "no tengo tiempo" o "estoy cansada". Tienes que decidirte y búscalo ya. Haz un alto en tu vida, y establece como prioridad, dar la bienvenida a su presencia.

Tú puedes fijar una conexión con tu ser superior, con tu padre divino, cuando lo desees y estés preparada, usando tus momentos de relajación, reflexión, y meditación, En esa medida, también puedes ir dándote cuenta, que existe una divinidad en tu cuerpo a la que puedes oír. Ten presente que, mientras no aprendas a escuchar esa voz que te indica, te guía o te sugiere, estarás en problemas. Recuerdo que desde pequeña yo la escuchaba, aprendí a seguirla, y a no cerrarle las puertas. Mi objetivo era no *encontrar obstáculos en mi camino.* Cuando estoy en conexión con mi espíritu, trato que la ansiedad no interfiera mi momento. Entonces, si existe algún problema que me esté afectando en ese momento, tengo su fuerza que me muestra el camino y me levanta a través de él. Tengo la claridad de lo que está pasando y me permite abordarlo eficazmente. Toda situación que te haga ruidos en tu vida, enfermedad, desilusión, carencia, lo que sea, plantéaselo a tu padre divino. Él siempre tendrá una solución para ti.

Oración

Por experiencia he aprendido que la respuesta a una oración viene de desarrollar una relación cercana con Dios, de conocerlo. Cuanto mayor sea tu intimidad con Dios más rápido obtendrás respuestas a tus oraciones. ¡En muchas oportunidades, obtengo respuestas a mis oraciones, en solo minutos! ¡Es surrealista! Si usted necesita algo, solo dirija su mirada hacia arriba, y hable con Dios, pídalo con fe.

Creo que la oración es como tener una pequeña charla con su padre.

Cuando hablas con tu Padre divino, se establece una familiaridad que es importante para cultivar esa relación. Es como cuando alguien comienza su día jugueteando sobre el regazo de su padre, abrazado a él y ser abrazado con amor infinito, sincero, puro. Algo así, pasa cuando estás en charla con tu padre divino. No importa en qué situación estés, él siempre estará para ti. Dios es comprensivo y sabio. Cuando aprendes a compartir tu vida interior con Dios, recibirás las respuestas que necesitas, junto a la dirección que debes tomar. Habitúate a tener comunión con tu padre divino, y muchas serán las bendiciones que llegarán a tu vida. Adaptar a *tu espíritu cada día, a momentos sublimes de oración, es como crear* una fundación para atender a seres que necesitan y dependen de ti a diario.

Reflexiona profundamente sobre lo que es importante para ti. Cuando piensas persistentemente en algo, estás meditando, soñando, contemplando, y es entonces, cuando ese algo llega a tu vida.

Cuando en tus oraciones te enfocas en cosas positivas, beneficiosas, constructivas, útiles, etc., te sentirás limpia de alma y de corazón.

¡La respuesta a la oración que más atesoro es cada día sentirme agradecida y bendecida por Dios! Me siento amada y segura. Con su apoyo divino, puedo hacer cualquier cosa.

Ejercitar tu espíritu

Debes cultivar una relación con tu espíritu al igual que atiendes a tu cuerpo físico, alimentándote, durmiendo bien y practicando ejercicios regularmente. ¿Qué puedes hacer para mantener un equilibrio entre tu cuerpo y tu espíritu? tener una actitud lo más parecido a la inmortalidad... ¿Que también puedas sentirte eternamente joven?

Tal cual te ejercitas para desarrollar tus músculos, de la misma manera piensa por un momento que tu espíritu es uno de esos músculos de tu cuerpo que igual debes cuidar, trabajar y cultivar. Pero llega un momento que, por cualquier circunstancia, dejas que tu voluntad predomine ante la voluntad divina y el poder omnisciente de tu espíritu, dejas de luchar, y atenderlo. Esto no significa que no te importe que lo estás haciendo, sigue siendo importante, pero no tienes una idea clara de por qué estás allí, y si lo que estás haciendo corresponde con él. ¡Personas que me rodean no apoyan este argumento, incluso, no creen y se oponen a esto! ¡Pero sé que mi espíritu me guía y me dice qué hacer! ¡La clave es que le obedezca!

Necesitas tiempo para nutrir la conexión con tu espíritu. Es igual a cuando el médico te dice que necesitas ejercicios como caminar, y que requieres comer mejor. Lo mismo pasa con el fortalecimiento de la conexión del espíritu. Si no trabajas en tu vida espiritual, es como no trabajar en tus músculos, y ver que poco a poco van disminuyendo hasta aparecer la flacidez. Esto mismo pasa con el desarrollo de la relación con su guía espiritual residente.

Mientras que los cuerpos externos se deterioran físicamente, el espíritu no envejece. Usted se convierte cada vez más en vigoroso y creativo, según como se nutra. El cuerpo físico refleja la juventud de su espíritu. ¿Quieres un cuerpo hermoso a medida que creces? Simple, conéctate con tu espíritu eternamente joven.

Debes incluir en tus planes, también un plan para conectar el espíritu a tu edad con éxito. Es parte de la rutina diaria. Ver a la gente exitosa en su envejecimiento, es ver cómo ellos cuidan su espíritu. No se puede eliminar o ignorar esta parte crucial del avance de la edad; es parte integral del proceso. Practicar deporte y comer bien, no se hace bien, sino incluyes a tu espíritu.

Las personas tienen hambre de espiritualidad. Cuando trabajo con personas y mencionan algo sobre su espíritu, empiezo hablando de él. Si no lo mencionan, entonces lo hago yo. Recomiendo en el plan de vida que establezco para mis clientes: qué alimentos utilizar, ejercicios para una vida activa, cómo prepararse para un buen descanso y la importancia de meditar (conexión con espíritu) antes de dormir y después de levantarse por la mañana. Esto prepara tu espíritu para todo el día. Comience con el espíritu y termine el día con el espíritu. Entonces deje que el medio y sus circunstancias se encarguen de sí mismo.

Como a ti mismo

Creo que al espíritu debe amársele de una manera muy personal, tal y como te amas a ti mismo. Para él eso es más de lo que imaginas. El Padre celestial te ama y aprueba de ti todo, porque te tiene como su hijo. Tú eres su hijo. Partiendo desde este punto, se construye una relación de amor-confianza con nuestro padre creador en nosotros, y depende de nosotros si nos permitimos abrirnos a su bondad, paciencia y compasión.

¿Por qué es tan difícil creer que es su verdadero padre y vivir sabiendo que, con él, todo estará bien? Dicho de otra manera, más que bien, ¡perfectamente! Cuando se es niño, se sufre de desconfianza, temores, miedos, que por el hecho de ser tan vulnerables y no saber manejar estas situaciones, no comunicamos a nuestro padre espiritual lo que nos pasa y no sabemos enfrentar. En esa etapa no sabemos distinguir entre una y otra emoción como cuando ya somos adultos. La desconfianza es como el tejido que la cultura; ha impreso en nuestra conciencia. Corrompe la relación con nuestro creador y conjuntamente con quienes nos rodean. Es así como vemos tantos fracasos en los matrimonios, negocios y alianzas.

Sabiendo esto, ¿por qué no trabajar para superar un falso sentido de indignidad que creemos se pueda superar? ¿Para ello, debemos reconocer y aceptar la verdad de que nuestro valor radica en ser hijo de nuestro padre amoroso, obviando un poco lo que hacemos bien o mal?

Aprendes mejor a reconocer quién eres, cuando pasas mayor tiempo contigo mismo. Así que, asegúrese de tener el suficiente para ti. ¿El resultado? Que maravilloso cuando estableces comparación y dices: ¡*como yo!*

Energía

La energía no tiene edad; no se puede medir en años, ni uno, ni cien. Mi energía y mi espíritu son uno solo. Son eternos y atemporales, y por lo tanto yo me siento eternamente joven porque tengo energía.

Lo que me mueve es la energía de mi espíritu. La gente me pregunta: ¿qué de dónde obtengo tanta? No saben que dedico suficiente tiempo a desarrollar mi espíritu, al igual que desarrollo los músculos de mi cuerpo. Trabajo en ellos cada día.

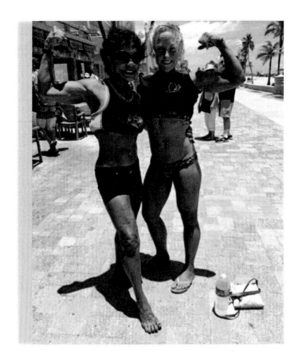

Lo primero que hago cuando me levanto, es trabajar en mi espíritu; Luego trabajo en mi cuerpo. La Fuerza *espiritual es más importante que la fuerza física*. Tú puedes mover cosas con tu espíritu. ¿No has oído una historia similar a ésta que te voy a referir a continuación?: cuentan que, en un incidente, una mujer vio a un niño aplastado por un auto, y ella sola, **¡levantó el carro!** para sacar al niño. ¿De dónde obtuvo esa fuerza? No es de ir al gimnasio, vino del espíritu. Ese fue un momento de despertar para ella: ¡Dios mío! ¡Yo no sabía que tenía esta fuerza ¡

Si tú no trabajas en tu espíritu, en vez de tener cien por ciento (100%) de energía, tan solo contarás con cinco por ciento (5%). Y muchas veces te preguntarás, ¿por qué no tengo energía? Porque la energía no viene de tu piel, ni de tu cuerpo, viene de tu espíritu.

Epílogo

Recibí una ovación de pie en una competencia. Si bien es cierto, que fue gratificante para mí ver el entusiasmo de la gente, más satisfactorio fue saber lo que esto representaba en mi vida. Sentir el aprecio de tanta gente, era como tener el de todo un mundo. Cuando esto sucede, es como experimentar un renacer de nuevo y lograr ser lo que deseas ser. Esto es lo que pretendo lograr en ustedes con este libro.

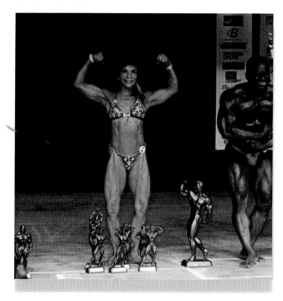

Las personas que conforman el jurado en las competencias donde he participado, me otorgan buen puntaje, incluso muchas veces por encima de los demás, porque el gusto y entusiasmo con el que participo, son un ejemplo de lo que necesita un culturista. No obstante, a esto, pregunto al jurado: "¿Qué puedo hacer para mejorar más aún mis presentaciones?" Ellos exclaman: ¡Qué le podemos decir! Nos inspiras." Sigue haciendo lo que haces; tienes la fórmula". Tú y cada uno de nosotros puede tener la fórmula.

Tu vida se compone de energía: física, mental y espiritual. De esta combinación y como resultado, obtienes tu fuerza vital, ya sea positiva o negativa. Cuanta más correspondencia exista entre tus sueños y tus esperanzas con el propósito de su vida, más poder que las mismas palabras tendrás en ella. Tus sueños irán llegando y materializándote ante ti.

La vida es demasiado corta para hacer cosas que no te gustan. Solo se trata de ponerle pasión a todo lo que te agrada y haces, solo eso, ser apasionado. ¿Por qué estoy aquí? Es una pregunta que a menudo se hace la gente. Cuando tu propósito es claro y haces todo con gusto y placer, eso habla por sí solo. No hay respuesta. Mientras que se suceden cambios en tu vida, de la misma manera suceden en tu forma de expresarte. Se flexible y ve siempre fluyendo, siempre en movimiento.

Aquí estoy yo una mujer de 70 años de edad (no me gusta cómo suena) Mejor me defino como joven de 70, pero con una vitalidad de veinte años y salud física atemporal. Si yo puedo hacerlo, tú también lo puedes hacer. Espero que así sea.

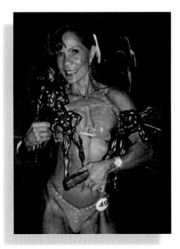
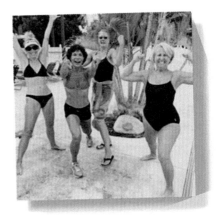

Lo que mis clientes tienen que decir

He querido compartir cómo han cambiado mis clientes y como han escrito nuevos capítulos en sus vidas mediante la aplicación de los principios que he puesto en este libro. Como se han estimulado e inspirado en escribir sus propios capítulos y vivencias. Si lo haces, me encantaría saber cómo lo hiciste. Envíame por favor tu historia a **DrJosefina@att.net.**

A continuación, algunos testimonios:

Tomó el control absoluto de su alimentación.

Yo estaba frustrado con mi aumento de peso y mi incapacidad para volver al buen camino en muchas cosas de mi vida. Había estado trabajando más de cien horas a la semana y me resultaba casi imposible tomar el control de mi ingesta de alimentos en el trabajo. Le dije a la Dra. Josefina, los desafíos que estaba enfrentando, y que necesitaba exponerle todo lo que me hacía ruido y molestaba, desde la falta de motivación que necesitaba para perder quince a veinte libras, hasta como cambiar mis hábitos alimenticios. Esto estaba influyendo negativamente en mi imagen, no me agradaba lo que veía al mirarme al espejo, no me sentía bien con la ropa que usaba. Tampoco sentía la suficiente energía, disposición y motivación para empezar en un gimnasio o a retomar mis clases de zumba.

La Dra. Josefina trabajó conmigo continuamente a lo largo de diez semanas, y comencé a establecerme metas y hacer cambios significativos en mi vida. Perdí 6,80 kilos aproximadamente en las diez semanas. Comencé a trabajar en muchos proyectos de vida. Ha sido a través de sus recomendaciones y enseñanzas, que he aprendido mucho sobre nutrición y cuáles alimentos debía consumir para lograr mi pérdida de peso más exitosa, y que me ayudaran a formar una musculatura magra. Por sugerencia de ella he contratado un entrenador personal el cual me ha indicado un plan de trabajo con pesas, para construir el músculo y mejorar el tono del cuerpo. He perdido centímetros casi de inmediato. De hecho, perdí 27,94 centímetros de mis medidas, después de perder sólo 2,27 kilos aproximadamente.

Utilicé las herramientas que la Dra. Josefina me ha sugerido, para mí. Siempre utilizo afirmaciones, sobre todo en mi área de trabajo. Tomo tiempo para meditar una y otra vez… mi vida espiritual junto a otras cosas, había sido descuidada. Me di cuenta que debía tomar el control de la misma. Con la ayuda de la Dra. Josefina pude volver al buen camino.

También empecé a fijarme metas para el futuro. Uno de los objetivos fue obtener un título que me certificara para impartir enseñanza. Tenía una licenciatura y sentí que sería beneficioso dar un paso más y aplicar al programa de IPE, donde personas con una licenciatura en cualquier opción de educación, pueden obtener la certificación para enseñar en la Florida. Fui aceptado para el programa de Indian River State College y tomé un plan para iniciar clases en otoño. Pude tomar mis clases y seguir en mi trabajo actual, ya que muchas de las clases son en línea. También logré establecer nuevos objetivos para las relaciones significativas de mi vida, de igual manera, me fijé límites. Así mismo, planeo agregar algo de aventura a mi vida, con una sesión de fotos donde puedo dar testimonio de mi cambio y progresos, como una prueba visual para el mundo, donde se evidencie que cualquiera puede hacer transformaciones sin importar la edad. Otra de mis metas es un viaje a París en septiembre.

La Dra. Josefina está disponible a través de mensajes de texto o correo electrónico para sus alumnos. Ella es un apoyo en los desafíos que quieras enfrentar. Tiene numerosos videos en YouTube que me ayudaron y me motivaron.

He disfrutado mucho al tenerla como mi entrenador. Ella es un modelo porque vive los principios que ella enseña. Si algo pude aprender y canalizar de la Dra. Josefina, es la mirada de determinación que ella posee. Mira lo que quieres crear con esa misma mirada, feroz y confiada y entonces manifiesta tus deseos. Ha utilizado esta técnica en su vida y yo estoy utilizando esa misma técnica para manifestar todo lo que es importante para mí vida. Gracias a la Dr. Josefina, tengo mis ideas claras y mi mirada siempre por encima, bien alta y mantengo la esperanza, de que el presente y el futuro será lo mejor que haga.

Michelle Schlefsky

Empoderamiento

Esto es para todos los que quieren conocer el empoderamiento que se puede experimentar con esta mujer increíble.

Estaba empezando a trabajar de nuevo y Josefina estaba en el gimnasio trabajando también. Empezamos a chatear (nos hemos conocido hace 20 años) y me sugirió que entrenáramos juntos durante seis semanas, mientras se preparaba para una competencia Acepté y establecimos un tiempo.

Cuando nos reunimos para nuestro primer entrenamiento ella me entregó su libro y dijo: "Si usted es serio y acepta modificar su cuerpo y hacer cambios positivos en tu vida, tenemos que hacer transformaciones externas e internas".

Este ha sido el cambio más emocionante de mi vida, tanto mental como físicamente. He perdido 12,7 kilos y mi actitud ha sido revitalizada. Espero seguir mejorando cada día sabiendo que el universo, Dios y el programa de inspiración, conocimiento y empoderamiento de mi querida amiga continuarán teniendo un impacto muy positivo en mi vida.

Ahora espero mi primera competencia de figura este verano. Nunca en mis sueños imaginé que esto me iba a suceder. A Josefina todo mi agradecimiento y mi amor eterno. Gracias.

Micki Weilbaker-Conroy

Esperar lo mejor de la vida

Muchas gracias por enseñarme a creer y esperar lo mejor de la vida otra vez. Desde la muerte de mi esposo hace cuatro años, me encontraba absolutamente apegada a la rutina diaria, sin ninguna otra expectativa. Decidí luego cambiar esa rutina, e iniciarme en clases que me ayudaran a modificar mi estilo de vida. Todo esto fue muy beneficioso para mí. Al finalizar estas clases, había recuperado mi actitud positiva y empecé a imaginar y planificar mi futuro orientada por la Dra. Josefina y siguiendo sus indicaciones sobre cómo elaborar mi "mapa del tesoro".

Antes de las clases hubiera pensado que esto era una cosa tonta. Sin embargo, procedí a elaborarlo, corté una imagen de una casa bastante nueva de una revista de bienes raíces, porque era uno de mis sueños. No sabía de dónde provendría el dinero. Dos días más tarde mi hijo llama y me dice: "mamá, creo que usted debe vender la casa que ustedes mis padres tienen aquí en Ohio y comprar una nueva casa en la Florida." Yo tenía guardada esa casa en Ohio, porque mis hijos me rogaron mantenerla, ellos decían que su padre la había construido, y no querían salir de ella. Deseaban mantener vivo su recuerdo. Tampoco yo quería. ir en contra de sus deseos. Dios funciona de maneras misteriosas, ¿no?

Te doy gracias por enseñarme que está bien soñar, y esperar que esos sueños se hagan realidad. Tengo cinco deseos más que estoy esperando y confío totalmente que los obtendré. Mi agradecimiento eterno para ti

Charlene Jarvis

Bendecir a otros con tu vida

(Nota del Josefina: He escrito esta carta para animarlos a adoptar estos principios de cambio, no sólo para ti que lees en este momento, sino para otros también. El propósito de la vida es doble:)

1) te conviertes en un todo, unificado, te amas, y amas a los demás.

2) Puedes elevar y bendecir a otros, simplemente siendo usted mismo, porque estás destinado a marcar la diferencia con tu manera de ser.

* * *

No sé si te acuerdas de mí, Dra., pero desde que vi tú trabajó para TV 10 WWCI hace 7 u 8 años, usted logró un efecto en mí. Y hoy, cuando estaba pensando en todas las personas que influyeron en mi vida de una manera u otra, justamente usted llegó a mi mente.

Aunque nunca he comprado ninguna de sus cintas de videos o asistido a sus seminarios, sólo al observar su actitud positiva, aún continua usted influyendo positivamente en mi vida. Estoy viviendo en Missouri donde me crie, trabajando para una empresa impresionante y haciendo exactamente lo que siempre quise hacer.

En este punto, Josefina, supongo que debo darle las gracias por ser simplemente como eres. Estoy seguro que continuarás alegrándole la vida a otros. Espero que tu vida siga llena de bendiciones.

Terry

Refranes de Josefina

Mis palabras

Qué todo lo que hagas hoy en día sea importante para ti. ¡Estás cambiando tu vida por otra mejor!

No te preocupes por tu lugar en el mundo. No te preocupe lo que otros piensan de ti. Lo que importa es lo que tú piensas de ellos.

Nunca es demasiado tarde para cosechar los beneficios de hacer ejercicio. De hecho, cuanto más viejo eres, lo más inmediato es el beneficio.

Es muy sano ser optimista y reconocer un problema mientras te concentras en su solución. El exitoso sabe que el optimismo es una disposición que te mantiene más saludable, más feliz de la vida, porque a menudo obtenemos lo que esperamos.

Están limitados sólo por el tamaño de sus sueños.

No me juzgues por mis éxitos, júzgame por todas las veces que me caí, y me levanté una y otra vez.

Una persona sabia hace su mayor esfuerzo para aprovechar al máximo una situación, porque una vez que esa oportunidad ha pasado, no puede venir otra vez, y se pierde.

Dichos de otros que me gustan

Nunca eres demasiado viejo para establecer otra meta o para tener un nuevo sueño. *C.S. Lewis*

El secreto de salir adelante es empezar. *Mark Twain*

Los únicos límites en nuestra vida son los que nos ponemos nosotros mismos. *Bob Proctor*

Hay una diferencia entre el interés y compromiso. Cuando usted está interesado en hacer algo, lo hace sólo cuando es conveniente.

Cuando estás comprometido con algo, aceptas no hay excusas, sólo resultados. *Guerra Memorial Auditórium*

Álbum Fotográfico

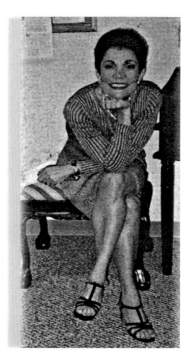

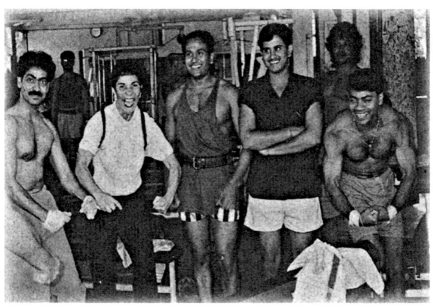

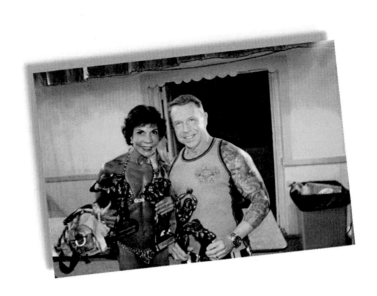

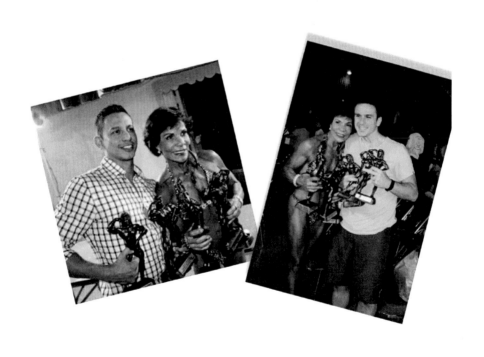

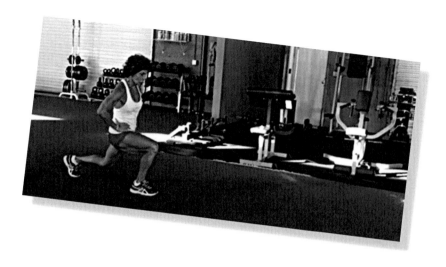

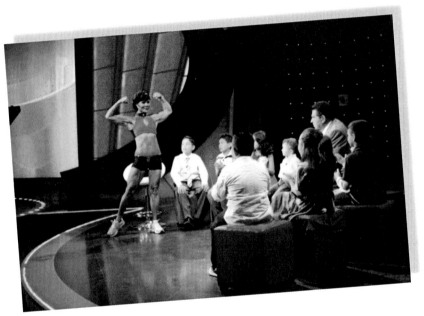

Dr Josefina motivando a los niños a una vida sana

Petición del autor

Gracias por tomarse el tiempo de leer ¡*Grandiosa a cualquier edad!* Si encuentras valor en este material, envía comentarios a tus contactos de correos, comunica a tus amigos, comparte en línea. Da a otros la oportunidad de conocer este libro y mejorar cualquier aspecto que quiera corregir. Lo que la gente manifiesta de algo o de alguien es la mejor referencia para un autor, y para mi tiene un gran valor.

Dr. Josefina Monasterio
Email: drjosefina@att.net
Website: www.DrJosefina.com
Facebook: www.facebook.com/drjosefina
Twitter: www.twitter.com/drjosefina
YouTube: www.youtube.com/drjosefina

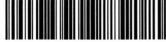
Made in the USA
Lexington, KY
13 March 2018